Susan Bauer-Wu

Wie ein Blatt im Herbstwind

Susan Bauer-Wu

Wie ein Blatt im Herbstwind

Mit schwerwiegenden und lebensbedrohlichen Krankheiten voll und ganz leben

Übersetzt von Bettina Wehner

arbor

Arbor Verlag
Freiburg im Breisgau

Für Florence und Bill

Die Originalausgabe erschien unter dem Titel:
Living Fully with Serious & Life-Limiting Illness Through Mindfulness, Compassion & Connectedness

1. Auflage 2014

Titelfoto: © 2013 Maria Ismanah Schulze-Vorberg
Lektorat: Lothar Scholl-Röse
Druck und Bindung: Kösel, Krugzell
Hergestellt von mediengenossen.de

Dieses Buch wurde auf 100 % Altpapier gedruckt
und ist alterungsbeständig.
Weitere Informationen über unser Umweltengagement
finden Sie unter www.arbor-verlag.de/umwelt.

www.arbor-verlag.de

ISBN 978-3-86781-083-8

Inhalt

Vorwort

Susan Bauer-Wus kluges und nützliches Buch *Wie ein Blatt im Herbstwind* öffnet drei sehr wichtige Türen für uns alle, darunter auch für die, die eine lebensbedrohliche Krankheit haben: die Tür der Achtsamkeit, die Tür des Mitgefühls und die Tür der Verbundenheit. In jedem dieser Bereiche präsentiert Dr. Bauer-Wu zwingende wissenschaftliche Beweise, sensibel erzählte Patientengeschichten und leicht durchführbare Besinnungspraktiken, die zeigen, wie wichtig es ist, gut für den eigenen Geist zu sorgen, gut für den eigenen Körper und das eigene Herz zu sorgen und gut für sich selbst zu sorgen, während man den Weg der Krankheit geht.

Angesichts dieses bemerkenswerten Buches halte ich es für wichtig, daran zu erinnern, dass lediglich 10 Prozent von uns ganz plötzlich sterben werden. Alle anderen werden vielen Entscheidungen gegenüberstehen, wie wir mit einer Krankheit leben und wie wir unser Sterben leben wollen. Bauer-Wu befindet sich seit vielen Jahren in einer einzigartigen Position, um uns den Weg zu den drei Türen der Achtsamkeit, des Mitgefühls und der Verbundenheit weisen zu können: Sie hat als Krankenschwester in der Palliativpflege gearbeitet, sie ist klinische Wissenschaftlerin, die Grundlagenforschung über die Wirksamkeit von Achtsamkeitspraxis bei Patienten mit einer Stammzellentransplantation durchgeführt hat, und sie praktiziert seit Langem Meditation. Ihr unbestreitbarer Mut als Pionierin, ihr einzigartiger Hintergrund in der Medizin, der neurowissenschaftlichen Forschung und der Meditation bringt den Leserinnen und Lesern eine große Fülle an Erfahrungen und eine wahre Tiefe an Weisheit.

Außerdem war Bauer-Wu aufgrund ihrer unmittelbaren Kenntnisse des großen Nutzens von Achtsamkeits- und Mitgefühlspraktiken bei Patienten mit schwersten Erkrankungen in der Lage, spezielle Besinnungspraktiken für Menschen mit lebensbedrohlichen Krankheiten zu entwickeln. Viele dieser Praktiken können auch für Ärzte und andere Pflegepersonen von Nutzen sein.

Am Anfang ihres Buches stellt Bauer-Wu die Frage: „Was heißt es, vollständig zu leben?" Ihre Antwort auf diese wichtige Frage lautet, dass vollständig zu leben heißt, einen Geist zu haben, der in Frieden ist; es heißt auch, das eigene Leben wertzuschätzen und für alle Möglichkeiten offen zu sein. Sie behauptet, dass vollständig zu leben heißt, neugierig auf die Lebensreise zu sein und ein Gefühl von Leichtigkeit sowie von Sinnhaftigkeit zu kultivieren, auch wenn der Weg viele Irrungen und Wirrungen aufweist. Bauer-Wu weist auch darauf hin, wie wichtig es ist, alles im Leben anzunehmen, auch die schwierigsten Dinge, und wenn das bedeutet, dass wir unserem Sterben ins Gesicht sehen müssen, dieses Sterben dann vollständig zu leben.

Im Laufe des Buches erfahren wir, dass man auf dieser Reise zahlreichen Hindernissen begegnet. Und doch sind wir eingeladen zu begreifen, dass diese Hindernisse nicht einfach in unseren äußeren Umständen liegen, sondern vielmehr darin, wie wir auf unsere Umstände reagieren. Bauer-Wu hat durch ihre Forschungsarbeit wie auch durch ihre unmittelbare Arbeit mit den Patienten herausgefunden, dass eine der wirkungsvollsten Weisen, mit den Herausforderungen des Lebens umzugehen, durch das Mittel der Achtsamkeit geschehen kann.

Im weiteren Verlauf des Buches erfahren wir, dass mit der Achtsamkeit die Erfahrung von Mitgefühl einhergeht. Wir erkennen, dass Mitgefühl Weg, Praxis und Erfüllung ist. Bauer-Wu erinnert uns geschickt daran, dass wir durch Achtsamkeit zur Erfahrung von Mitgefühl gelangen und dass wir durch das Zusammenbringen von Achtsamkeit und Mitgefühl für das Potential offen werden, heil und ganz zu sein – unser Leben voll zu leben, auch wenn es durch eine Krankheit Veränderungen erfährt.

Bauer-Wu weist auf die interessante Tatsache hin, dass die Wörter „Medizin" und „Meditation" vom lateinischen *mederi* abstammen, das „heilen, (ab) helfen" bedeutet. Dieses wunderbare Buch ist ein Leitfaden, wie wir uns selbst helfen, das Leben vollständig leben und dadurch auch gut für die Welt da sein können, während wir einer Erkrankung begegnen.

Dr. phil. Joan Halifax
Upaya Institute
Santa Fe, New Mexico

Einleitung

Genug. Diese paar Worte sind genug.
Wenn nicht diese Worte, dann dieser Atemzug.
Wenn nicht dieser Atemzug, dann dieses Hier-Sitzen.
Dieses Sichöffnen dem Leben
Das wir immer
und immer wieder
verweigert haben
bis jetzt.
Bis jetzt.

David Whyte

Gary, ein erfolgreicher Geschäftsmann, der sich selbst als „Machertyp“ beschrieben hätte, war 58, als er erfuhr, dass die Krebserkrankung, die er seit vielen Jahren hatte, fortgeschritten war und dass die verfügbaren Behandlungsmethoden nur wenig Hoffnung auf eine langfristige Remission boten. Ihm wurde bewusst, dass seine Zeit tatsächlich begrenzt war. Seine Gedanken rasten vor lauter Sorge, wie viel Zeit ihm noch bleiben würde, ob er bestimmte Projekte noch würde abschließen können, was mit seiner Familie und seinem Geschäft geschehen würde, wie er sich körperlich fühlen würde, wenn die Krankheit fortschritt, und wie er sterben würde. Seine ständig zunehmende körperliche Einschränkung frustrierte ihn immer mehr. Wut, Gereiztheit, Traurigkeit und Angst erfüllten seine wachen Momente, und er hatte das Gefühl, abgeschnitten zu sein von der Welt um ihn herum und von denen, die ihm nahestanden. Als er erkannte, dass dies nicht die Weise war, auf die er seine verbleibenden kostbaren Monate oder

Jahre verbringen wollte, fing er an, nach Wegen zu suchen, wie er inmitten all der Unruhe und Ungewissheit inneren Frieden, Sinn und das Gefühl von Kontrolle finden könne. Mit der Unterstützung durch seine Frau Christine und sein Behandlungsteam nahm Gary an einem Programm teil, in dem Achtsamkeit und Mitgefühls-Meditation unterrichtet wurden. Nach mehreren Wochen stellte er seine Erfahrung so dar: „Dieses Programm hat die Qualität meines Lebens vollständig verändert, und die Meditationspraktiken sind für mich zu einem täglichen Ritual geworden. Dies ist seither einer der wichtigsten Bestandteile meiner Heilung. Meine Angst ist dadurch weniger geworden und das Gefühl, die Kontrolle zu haben, ist größer geworden. Wenn ich meditiere, fühle ich mich entspannt und erfrischt. Je mehr ich praktiziere, desto ruhiger werde ich. Vorher war ich jemand, der sich über alles aufgeregt hat. Jetzt konzentriere ich mich auf das Angenehme in jedem Augenblick, und die Tage verlaufen nicht mehr so quälend – selbst, wenn ich mich richtig krank fühle.“

Wie ein Blatt im Herbstwind ist für jeden gedacht, der eine lebensbedrohliche Krankheit hat und sich aufrichtig wünscht, das Leben so vollständig wie möglich zu leben. *Lebensbedrohliche Krankheit* bezieht sich auf gravierende und fortschreitende Erkrankungen, die die Qualität *und* die Dauer des Lebens vermindern. Mit praktischen und leicht nachvollziehbaren Übungen wird dieses Buch Ihre letzten Jahre, Monate und Tage durch seine Weisheit bereichern. Es bietet die Aussicht auf tieferen inneren Frieden, Trost und Verbundenheit mit anderen und mit dem, was das Leben sinnvoll macht. Im Einzelnen werden wir die Anwendung von Achtsamkeits- und Mitgefühlspraktiken, darunter auch persönliche Besinnung sowie angeleitete Meditationen, ausprobieren, um einen klaren, ausgeglichenen Geist, ein lebendiges Erfahren im Alltag und die zwischenmenschlichen Qualitäten der Dankbarkeit, der Großzügigkeit, der Vergebung und der Liebe zu entwickeln. Ziel dieses Buches ist es, Ihnen zu helfen, sich heil und ganz zu fühlen und gut zu leben – trotz der Veränderungen und Schwierigkeiten, die außerhalb Ihrer Macht stehen – und am Ende mit Gelassenheit zu sterben.

Die Perspektive der Autorin

Der Anstoß zu diesem Buch lag in der Kombination meiner professionellen Erfahrung als examinierte Krankenschwester in der Onkologie und Palliativpflege, als ausgebildete Lehrerin für Achtsamkeitsbasierte Stressbewältigung und als Mind/Body-Wissenschaftlerin mit einem besonderen Interesse an den klinischen Anwendungsmöglichkeiten von Meditation während ernster Erkrankungen und am Ende des Lebens. Ebenso bringe ich meine persönliche Erfahrung als ein Mensch mit ein, der seit vielen Jahren Achtsamkeits- und Mitgefühlsmeditation praktiziert und der den Weg von gravierender Krankheit und Tod mit Familienangehörigen und engen Freunden mitgegangen ist. Wieder und wieder habe ich den Nutzen von Achtsamkeits- und Mitgefühlspraktiken mit eigenen Augen gesehen und die Stimmen jener gehört, die sich in positiver Weise gewandelt haben. Die in diesem Buch beschriebenen Meditationen und anderen Besinnungspraktiken sind speziell auf Menschen zugeschnitten, die den besonderen körperlichen, geistig-seelischen und spirituellen Herausforderungen einer lebensbedrohlichen Krankheit gegenüberstehen, und sind in der klinischen und in der Forschungspraxis von mir, von meinen Kollegen und von anderen mit Erfolg eingesetzt worden.

Das Leben mit einer lebensbedrohlichen Erkrankung

Dem ins Gesicht zu sehen, was allgemein als unheilbare Krankheit bezeichnet wird, kann einen im wahrsten Sinne des Wortes völlig überfordern. Auf der körperlichen Ebene können ganz alltägliche Tätigkeiten mehr Energie erfordern. Und trotz größter Bemühungen schafft man vielleicht nicht mehr alles, was man vorher geschafft hat, oder braucht sogar zusätzliche Hilfe von anderen. Man erfährt möglicherweise Schmerzen, Übelkeit oder extreme Erschöpfung. Auf der geistigen Ebene kämpft man vermutlich mit dem Bewusstsein, dass es einem nicht gut geht, und auch mit dem Wissen, dass man die Krankheit wahrscheinlich nicht überwinden und von ihr geheilt werden wird. Die Gedanken sind von Angst erfüllt vor dem Unbekannten und der Zukunft oder voller Reue über Dinge, die man getan oder versäumt hat. Womöglich hat man solche Angst, nicht mehr genügend Zeit zu haben, dass man wie gelähmt ist. Vielleicht fühlt man sich auch bedrückt oder niedergeschlagen wegen all der Veränderungen und Verluste, die vor einem liegen. Auf der spirituellen Ebene versucht man möglicherweise, in dem, was mit einem geschieht, einen Sinn zu finden oder es in Frage zu stellen. Man mag sich gedrängt fühlen, den Sinn des eigenen Lebens zu finden und sich Fragen über den eigenen Tod zu stellen. In sozialer Hinsicht bemerkt man vielleicht, dass sich an den Beziehungen zu Freunden und Familienangehörigen etwas verändert, die eventuell enger oder weniger eng werden. Man stellt fest, dass man neue Formen finden muss, wie man miteinander Freude haben, sich nahe sein und schwierige Gespräche führen kann.

Vollständig zu leben ist möglich

Was soll das bedeuten, *vollständig zu leben?* Die Antwort darauf ist zwar für jeden Einzelnen unterschiedlich, doch ich möchte Ihnen gerne eine Definition anbieten, die ich als Leitmotiv für dieses Buch benutzen werde: „Vollständig zu leben“ bedeutet, mit einem Gefühl von Leichtigkeit, Zufriedenheit, Neugier und Sinnhaftigkeit zu leben. Es bedeutet, all das anzunehmen, was einem das Leben zu bieten hat, sowohl seine Annehmlichkeiten als auch seine Dornen, und im Laufe jedes Tages offen zu sein für die unbegrenzten Möglichkeiten an Erfahrung. Es bedeutet, Ja zu sagen zu dem, was trotz körperlicher Schwäche, Eingeschränktheit und sogar des nahe bevorstehenden Todes *möglich ist.* Sich überfordert zu fühlen ist verständlich, aber optional. Vollständig zu leben ist *trotz allem möglich.*

Hindernisse, die dem vollständigen Leben im Weg stehen

Häufig beeinträchtigen bestimmte gedankliche und emotionale Hindernisse unsere Fähigkeit, vollständig zu leben. Es ist beispielsweise möglich, dass man durch die Angst, immer kränker zu werden, und die Angst vor dem Sterben wie erstarrt ist, oder dass man sich von der Krankheit und ihrer Behandlung vollkommen vereinnahmt fühlt. Es ist auch möglich, dass man sich wütend gegen Veränderungen sträubt, die sich der eigenen Macht entziehen, dass man eine Mauer aufbaut zwischen sich selbst und denen, die einem nahestehen, dass man sich von der Welt zurückzieht, in der Vergangenheit verharrt, die eigenen Schritte und Möglichkeiten und die Schritte und Möglichkeiten anderer als ungenügend einstuft und dass man sich darauf fixiert, was mit einem selbst und der eigenen Situation nicht stimmt. Diese Hindernisse sind in Wahrheit innerer Natur: Es sind mentale Konstruktionen und emotionale Reaktionen, die eine schwierige Situation eher schlimmer machen. Noch dazu wirken sie hemmend und verdüstern die kostbaren Augenblicke, in denen man am Leben ist.

Mentale und emotionale Hindernisse überwinden

Zu lernen, wie man vollständig leben kann, indem man solche mentalen und emotionalen Hindernisse durch die Entwicklung von Achtsamkeit, Mitgefühl und bewusster Verbundenheit überwindet, das stellt das Herzstück dieses Buches dar.

Achtsamkeit

Achtsamkeit bedeutet, dass man dem gegenwärtigen Augenblick in einer Haltung von Neugier und Offenheit bewusste Aufmerksamkeit schenkt. Achtsamkeit ist eine Seinsweise, in der man sich all dessen bewusst ist, was man gerade erfährt – durch die fünf Sinne, die Empfindungen im Körper, die Gedanken und Gefühle –, und das in einer behutsamen und empfänglichen Einstellung. Dabei werden die Dinge einfach so wahrgenommen, wie sie sind, ohne irgendwelche Geschichten dazuzutun, ohne Erfahrungen als gut oder schlecht zu bewerten, ohne das festhalten zu wollen, was einem gefällt oder was man zu verlieren fürchtet, und ohne das abwehren zu wollen, was einem nicht gefällt.

Diese Qualität von Achtsamkeit kann man durch formale Praktiken kultivieren, wie etwa das achtsame Atmen und das Wahrnehmen von Körperempfindungen, und auf formlose Weise durch eine bewusste Einstellung bei Alltagstätigkeiten wie dem Zähneputzen, dem Essen, dem Spazierengehen oder dem Geschirrspülen. Wenn sich Achtsamkeit entwickelt, treten positive mentale und emotionale Eigenschaften hervor. Man sieht die Dinge klarer. So wie Yoga einen körperlich biegsamer werden lässt, lassen einen die Achtsamkeitspraktiken geistig flexibler werden und bereiter, mit dem „Fluss“ mitzugehen. Wenn Sie achtsam sind, sind Sie emotional im Gleichgewicht, erfahren weniger extreme Höhen und Tiefen, und sind innerlich weit und aufgeschlossen gegenüber allem, was gerade da ist. Sie können sich rechtzeitig bremsen, wenn sich Ihr Denken in einer Abwärtsspirale aus negativen Gedanken verfangen hat oder wenn andere geistige Fußangeln Sie zu Fall bringen wollen. Anstatt automatisch zu reagieren, verhalten Sie sich klüger und sind eher in der Lage, das zu akzeptieren, was geschieht.

Achtsamkeitsmeditation und andere Ansätze, bei denen Achtsamkeit kultiviert wird, gibt es schon seit Jahrtausenden. Ihre Integration in den Rahmen konventioneller westlicher Medizin begann jedoch erst vor etwas mehr als 30 Jahren, als das Achtsamkeitsbasierte Programm zur Stressbewältigung (MBSR) von Jon Kabat-Zinn und seinen Kollegen an der Medizinischen Fakultät der Universität von Massachusetts in Worcester entwickelt wurde. Es gibt immer mehr wissenschaftliche Untersuchungen darüber (Bohlmeijer et al., 2010; Grossman et al., 2004; Ledesma und

Kumano, 2009), und MBSR-Programme werden als solche nun bereits in Hunderten von Kliniken rund um die Welt angeboten. Die in diesem Buch beschriebenen Achtsamkeitspraktiken haben ihre Wurzeln im MBSR, sind jedoch speziell für Menschen, die mit einer ernsten Erkrankung leben, erweitert und angepasst worden.

Mitgefühl

Mitgefühl bedeutet, dass man sein Herz öffnet. Es ist der ehrliche Wunsch, geistiges und körperliches Leiden zu lindern – bei sich selbst und bei anderen. Wenn das Mitgefühl größer wird, begünstigt es Freundlichkeit, Freude und Aufgeschlossenheit. Es erweicht den Schutzschild um unser Herz. Mitgefühl kann man durch persönliche Besinnung, durch „Herzens-“ und Vergebungsmeditationen und durch Akte der Güte und der Nächstenliebe kultivieren. Jüngste Forschungen haben gezeigt, welche Vorteile die Kultivierung von Mitgefühl und Freundlichkeit für die Verbesserung von Gesundheit und Wohlbefinden hat (Pace et al., 2009; Fredickson et al., 2008). In meiner Arbeit mit Menschen mit Schwerkranken habe ich beobachtet, wie kraftvoll dieser Weg wirkt, indem er das Herz der Menschen aufschließt und Liebe, Dankbarkeit, Freude am Glück anderer, Großzügigkeit und Vergebung aufkommen lässt. Eine Frau namens Mary fällt mir da ein. Mary fand heraus, dass sie im Laufe der Zeit und mit Hilfe von Praxis dazu fähig wurde, die harte Schale um ihr Herz herum aufzuweichen, ihren Angehörigen zu verzeihen und ihnen dankbar zu sein. Das war eine ungeheure Erleichterung für Mary, die dadurch ihr Leben wieder genießen und mehr Zusammengehörigkeit mit ihrer Familie und mit ihren Freunden empfinden konnte.

Verbundenheit

Achtsamkeit und Mitgefühl schaffen auf natürliche Weise einen fruchtbaren Nährboden, auf dem das Gefühl von Verbundenheit entstehen kann – Verbundenheit mit dem, was dem Leben Sinn verleiht: mit Familie und Freunden, mit schlichten Freuden und persönlichen Werten, mit der Natur und mit der Welt im Allgemeinen. Als kollektive und gemeinsam wirkende Kräfte verhelfen uns eine bewusste Einstellung (Achtsamkeit), Offenheit des Herzens (Mitgefühl) und gegenseitige Verbundenheit zu dem Gefühl, heil und ganz zu sein.

Heilen und sich heil fühlen

Sich heil und ganz zu fühlen steht mit Heilung in Zusammenhang. Die Wörter „heil“ und „heilen“ entstammen ja dem gleichen Wort. *Heilung* kann definiert werden als die Wiederherstellung des Gefühls von persönlicher Ganzheit und Integrität. Deshalb ist es, auch wenn eine Heilung im herkömmlichen biomedizinischen Sinne (beispielsweise die Anzeichen der Krankheit loszuwerden) vielleicht nicht möglich ist, mit Sicherheit dennoch möglich, dass man heil wird und sich ganz fühlt, selbst wenn der physische Körper nicht mehr so funktioniert wie früher oder wenn die Tage gezählt sind. Wenn man sich heil und ganz fühlt, sind die eigenen Erfahrungen und Beziehungen reicher, intensiver und sinnvoller. Kurz gesagt, man lebt vollständiger.

Wie Sie dieses Buch nutzen können

Dieses Buch gliedert sich in drei Teile: „Achtsamkeit“, „Mitgefühl“ und „Verbundenheit“. Jeder Teil enthält Kapitel, in denen spezifische Themenbereiche erörtert werden und die sowohl Informationen als auch angeleitete Praktiken zum

Selbsterfahren umfassen. Jedes Kapitel beleuchtet bestimmte Fragen, denen Menschen mit einer lebensbedrohlichen Erkrankung gegenüberstehen, und enthält einfache praktische Übungen. Ich gebe darin auch authentische Berichte wieder, um zu zeigen, wie andere, die ähnliche Erfahrungen durchgemacht haben, durch die Praktiken gelernt haben und gewachsen sind. Außerdem möchte ich jeweils einige Hintergrundinformationen zur klinischen und neurowissenschaftlichen Forschung liefern, um zu erklären, wie diese kontemplativen Praktiken funktionieren und wie sie auch Ihnen helfen könnten.

Ich würde Ihnen empfehlen, einen Teil des Buches nach dem anderen zu lesen und innerlich zu erfahren, denn jeder Teil baut auf dem vorhergehenden auf. Fangen Sie also am besten mit dem ersten Teil, „Achtsamkeit", an. Eine Grundlage in Achtsamkeit ist wesentlich, damit sich Mitgefühl entwickeln kann („Mitgefühl" ist der zweite Teil). Achtsamkeit und Mitgefühl zusammengenommen ermöglichen, dass „Verbundenheit" (Teil 3) entsteht. Ich möchte anregen, dass Sie das Buch zunächst einmal ganz durchgehen und dann zu denjenigen Abschnitten zurückkehren, die Sie besonders interessieren.

Eine weltliche Praxis, keine religiöse

Anzumerken wäre, dass die Prinzipien und Übungen aus diesem Buch weltlicher Natur sind und keiner bestimmten Religion zugehören. Achtsamkeit, Mitgefühl und Verbundenheit sind zwar Grundlagen der buddhistischen Philosophie, doch in diesem Buch geht es nicht um Buddhismus oder irgendeine andere Religion an sich. Jeder einzelne Mensch kann den Wert dieser grundlegenden menschlichen Qualitäten – die viele Religionen und Kulturen miteinander gemein haben – schätzen und davon profitieren, wenn er sie in sich kultiviert.

In ähnlicher Weise kann auch der Begriff *Meditation* in diesem Buch eher allgemein als „Besinnungspraxis" verstanden werden denn als irgendeine ganz bestimmte Methodik. Es ist interessant, dass die Wörter „Meditation" und „Medizin" vom gleichen Wort abstammen, nämlich vom lateinischen *mederi,* das „heilen, sorgen für" bedeutet. Sie können also die Meditationspraktiken als einen Weg betrachten, wie Sie sanft und liebevoll für sich selber sorgen können.

Erfahren und Praktizieren sind wesentlich

Jedes Kapitel enthält wesentliche Erfahrungspraktiken, die aus Meditation und aus einer schriftlichen Besinnung bestehen. Ich möchte anregen, dass Sie zur Durchführung dieser Praktiken *lesen, innehalten, durchführen* und *reflektieren.*

Lesen
Lesen Sie sich jeweils einen Satz durch.

Innehalten
Nehmen Sie sich einen Augenblick Zeit, um das Gelesene zu verinnerlichen.

Durchführen
Erfahren Sie im Innern das, was der Satz vermittelt, und gehen Sie dann zum nächsten Satz oder Aufzählungszeichen weiter.

Reflektieren
Beobachten Sie an sich, welche neuen Einsichten Sie möglicherweise durch die Praxis gewonnen haben.

Es wird nicht genügen, sich die Meditations- und Schreibpraktiken lediglich durchzulesen. Damit Sie einen Nutzen davon haben, müssen Sie sie praktisch durchführen und erfahren. Deshalb heißen sie ja auch *Praktiken.* Je mehr Sie praktisch üben, desto mehr Zugang werden Sie zu den inneren Qualitäten finden und diese immer mehr verfeinern können. Damit werden diese dann allmählich zu einem natürlichen Bestandteil Ihrer Persönlichkeit. Studien bestätigen den direkten Zusammenhang zwischen Praxis und positivem Nutzen (Carmody und Baer, 2008). Die Durchführung der Praktiken wird dazu führen, dass Sie tatsächlich achtsamer und mitfühlender *sind* und dadurch mehr Verbundenheit erfahren. Und das wiederum wird dazu führen, dass Sie sich heil und ganz fühlen und erfüllter leben können.

1. Teil

Achtsamkeit

1

Was ist Achtsamkeit?

Die Qualität unseres Erfahrens, von Augenblick zu Augenblick, wird die Qualität unseres Lebens bestimmen.

Matthieu Ricard

Achtsamkeit ist unsere Fähigkeit, jeden einzelnen gegenwärtigen Augenblick ganz bewusst zu erfahren, und zwar in einer Haltung von Offenheit und Neugier. Das bedeutet, dass wir mit allen fünf Sinnen hier und jetzt wach sind für die Fülle unseres Lebens, und dass wir die sich ständig wandelnde Landschaft in unserem Innern beobachten, ohne etwas festzuhalten oder etwas zu verdrängen.

Achtsamkeit ist eine bestimmte Weise, da zu sein und für uns selbst, für unsere Umstände, füreinander und für unsere Umwelt offen zu sein. Es ist tatsächlich eine angeborene menschliche Eigenschaft. Denken wir einmal daran, wie ein Kind präsent ist, während es an einer Eistüte leckt oder einen kleinen Hund streichelt. Das Kind geht ganz natürlich in der Erfahrung auf, das kalte, süße Eis auf seiner Zunge zu spüren und zu schmecken, oder das weiche Fell des Hündchens zu tasten und ihm in die Augen zu schauen. Das Kind bemüht sich nicht angestrengt, achtsam zu sein; es ist es einfach. Doch wenn wir älter werden, verlieren wir zumeist den Bezug zu solch einer Frische und Neugier, weil die Erfahrungen des Lebens unser Denken konditionieren und mit Erwartungen, Fakten, Regeln, Plänen, Sorgen, Gedanken der Reue und Phantastereien erfüllen. Die Geschäftigkeit unserer modernen Hightechgesellschaft, in der nur wenig Gelegenheit zum Berühren besteht, hindert uns ebenfalls daran, unser tägliches Leben mit allen Sinnen zu erfahren. Achtsamkeit bedeutet, uns zu erinnern, wer wir eigentlich sind, und mit unseren Erfahrungen Freundschaft zu schließen, ob es nun angenehme oder unangenehme sind. Es bedeutet, in genau diesem Augenblick offen, liebevoll und annehmend heimzukehren zu uns selbst und zur Wahrheit unseres Lebens.

Wenn man mit einer ernsten Erkrankung lebt, stellt man sich immer wieder die Frage *Warum?* und *Was ist, wenn …?* und lässt sich von den aufwühlenden Gedanken mitreißen. Achtsamkeit kann uns helfen, eine Erdung zu finden in dem, was genau hier und jetzt geschieht, und dann wohlbedacht zu reagieren und eine Entscheidung zu treffen, die mit unseren eigenen Werten und Bedürfnissen in Einklang steht. Die Wahrheit ist: Der gegenwärtige Augenblick ist das Einzige, was wir mit Sicherheit wissen, und wir selbst können eine aktive Rolle darin übernehmen, wie wir genau in diesem Augenblick leben. Achtsamkeit verhilft uns in den Zeiten, in denen sich die Umstände unserer Kontrolle zu entziehen scheinen, zum Bewusstsein, das Ruder selber in der Hand zu haben.

Sie können Achtsamkeit durch die relativ einfachen Praktiken kultivieren, die im Laufe dieses Buches geschildert werden.

Die Dinge so erfahren, wie sie sind

Achtsamkeit bedeutet, offen zu sein für alles, was gerade vor sich geht – in unserem Körper, in unserem Geist und in unserer physischen Umgebung –, und die Dinge so zu erfahren, wie sie sind, ohne den Zwang zu verspüren, irgendetwas anders haben zu wollen. Das heißt nicht, dass Ihnen immer gefallen wird, was Sie erfahren. Es ist ganz normal, Momente zu erleben, in denen man sich verwirrt, frustriert und erregt fühlt. Wenn Sie es sich erlauben können, sich in diesen Augenblick hinein zu entspannen und einfach nur wahrzunehmen, was ist, anstatt sich innerlich zu verschließen, Widerstand zu leisten oder blind zu reagieren, dann werden Sie sehen, dass diese Erfahrungen einer Ebbe und einer Flut unterliegen und dass nichts statisch bleibt. Einfach nur da sein und wahrnehmen, was gerade geschieht: Dadurch können Sie vieles über sich selbst und über Ihre Beziehung zu Ihrer Umwelt lernen. Und dann kommt ganz von selbst das Gefühl von Weite und Annahme auf.

Antworten, anstatt zu reagieren

Das Leben steckt voller Sorgen, Enttäuschungen und Ärgernisse: Wenn Sie die schlechte Nachricht erhalten, dass Ihre Krankheit weiter fortgeschritten ist oder dass Ihr Ehepartner seinen Job verloren hat, wenn Sie auf eine überfällige Nachricht von jemandem warten, der Ihnen sehr am Herzen liegt, wenn jemand Sie anschreit, wenn Sie mit jemandem zu tun zu haben, der Ihnen ständig auf die Nerven geht (und auch nicht damit aufhört, wenn Sie ihn darum bitten), oder wenn Sie am Telefon ewig in der Warteschleife hängen, nur um schließlich mit irgendeiner Computerstimme verbunden zu werden. Irgendeine Variante dieser Themen ereignet sich höchstwahrscheinlich jeden

Tag, stellt Sie vor neue Herausforderungen und bedroht Ihr Gefühl von Gelassenheit, Sicherheit und moralischer Unversehrtheit. Die Frage ist: Was tun in einer solchen Situation?

Blindes Reagieren geschieht genauso automatisch wie der Kniereflex. Man merkt erst einige Zeit später, wie man eigentlich reagiert hat, oder vielleicht wird man sich dessen auch gar nicht bewusst. Blinde Reaktionen sind in der Regel eine Verbindung von Gedanken (wie etwa „Das habe ich nicht verdient!"), Emotionen (wie Niedergeschlagenheit oder Zorn), Handlungen (etwa wenn man losschreit, sich zurückzieht oder innerlich zumacht) und physischen Erfahrungen im Körper (wie Muskelanspannungen). Einige extreme und leider recht verbreitete aggressive Reaktionen bestehen unter anderem darin, dass man jemandem harte, verletzende Worte an den Kopf wirft, die Tür zuknallt, mit Gegenständen wirft, jemanden körperlich verletzt oder beim Telefonieren abrupt auflegt. Andere, eher passive Reaktionen bestehen darin, sich „auszuklinken", indem man sich verschließt, sich kalt oder rücksichtslos zeigt, den anderen stehen lässt oder wegläuft. Wie auch immer das Verhalten aussieht – solche Reaktionen haben oftmals nachteilige Konsequenzen.

Höchstwahrscheinlich fühlt man sich in der Folge schlechter. Vielleicht macht man sich Vorwürfe und bereut, was man getan hat. Möglich ist auch, dass man sich im Herzen verhärtet und eine Mauer um sich hochzieht. Wenn man derart reagiert, wirken sich die eigenen Worte und Taten meistens negativ auf einen selbst und andere aus, und manchmal erleidet eine Beziehung auch einen irreparablen Schaden. Das Fazit lautet also, dass ein solches Reagieren erhebliche Konsequenzen nach sich ziehen kann, die das Wohlbefinden einschränken und einem erfüllten Leben im Weg stehen.

Ein hilfreicherer Ansatz wäre es, zu antworten, anstatt zu reagieren. Hier spielt die Achtsamkeit eine entscheidende Rolle. *Antworten* bedeutet, die Situation vollständig zu erfassen und sich voll bewusst zu sein, wie man sich in Antwort auf etwas verhält, was eine Herausforderung oder eine Bedrohung darstellt. Die achtsame Herangehensweise hilft einem, die Kontrolle zu wahren und sich zu fangen, ehe man blind reagiert: Wenn man achtsam ist, kann man bewusst innehalten und für einen Moment zurücktreten, um zu sehen, was gerade geschieht. Durch diese erweiterte Wahrnehmungsweise wird man zu einem neugierigen Beobachter der eigenen Erfahrung. Man ist sich der eigenen Erfahrung lebhaft bewusst, verliert sich aber nicht darin. Ruhig und einsichtig kann man die unterschiedlichen potentiellen Folgen objektiv betrachten. Von diesem Standpunkt der Klarheit, Gefestigtheit und Stärke aus kann man achtsam sprechen, handeln oder sich entscheiden, gar nichts zu tun. Wenn man antwortet, anstatt zu reagieren, trifft man bessere Entscheidungen und vermeidet negative Auswirkungen. Auf lange Sicht ist man zufriedener und ausgeglichener und genießt gestärkte Beziehungen.

Sich im Modus des Autopiloten ertappen

Haben Sie sich je beim Autofahren dabei ertappt, dass Sie sich überhaupt nicht daran erinnern konnten, woran Sie in den vergangenen Minuten vorbeigefahren waren? Haben Sie je nach einer Mahlzeit festgestellt, dass Sie gar nicht registriert haben, wie das Essen schmeckt? Haben Sie je ein Duschbad genommen, ohne das Wasser und die Seife auf Ihrer Haut zu spüren? Höchstwahrscheinlich haben auch Sie schon einmal eine dieser „Erfahrungen *auf*

Autopilot" gemacht. Dabei schaut man, ohne wirklich zu sehen, und man hört, ohne zuzuhören. Im Grunde tut man etwas, ohne es dabei zu *erfahren,* denn die Gedanken sind ganz woanders. Achtsamkeit ist jener Moment, in dem man sich im Modus des Autopiloten ertappt. Wenn Sie sich selbst in diesem Modus erwischen, lächeln Sie einfach und kehren Sie sanft ins Erfahren zurück.

Wie man an die Achtsamkeitspraxis herangehen sollte

In seinem bahnbrechenden Buch *Gesund durch Meditation: Das große Buch der Selbstheilung* beschreibt Jon Kabat-Zinn sieben Geistesqualitäten, die die Grundlage für die Praxis der Achtsamkeitsmeditation bilden: das Nicht-Urteilen, die Geduld, den Anfängergeist, das Vertrauen, das Nicht-Streben, das Annehmen und das Loslassen. *Nicht-Urteilen* bedeutet, neutral zu beobachten, was in einem und um einen herum vor sich geht, ohne schnell mit Werturteilen wie „gut oder schlecht", „richtig oder falsch" zur Hand zu sein. *Geduld* bedeutet zuzulassen, dass sich ein Lernen und Wachsen durch die Meditationspraxis mit der Zeit entwickelt, ohne diesen Vorgang beschleunigen oder erzwingen zu wollen. *Anfängergeist* bedeutet, eine frische, wissbegierige Perspektive einzunehmen, so als ob man eine Situation zum allerersten Mal erfahren würde. *Vertrauen* bezieht sich darauf, dass man an sich selbst glaubt, der eigenen Intuition vertraut und dadurch anerkennt, dass man selbst diejenige Autorität ist, die den eigenen Körper und die eigenen Gefühle kennt. *Nicht-Streben* heißt, dass man nicht bestrebt ist, irgendein bestimmtes Ziel zu erreichen. Beim Meditieren versucht man nicht, irgendein Gefühl zu erreichen, irgendetwas Besonderes zu machen oder etwas Bestimmtes davon zu haben. *Annehmen* bedeutet, die Dinge so zu nehmen, wie sie gegenwärtig sind, mit allem, was geschieht, und wie man sich gerade fühlt. Das soll nicht heißen, dass man die Situation mögen muss, doch Annahme ist für die Heilung und positive Selbstveränderung wesentlich. *Loslassen* schließlich beinhaltet, bestimmte Gedanken oder Emotionen weder festhalten noch sich gegen sie auflehnen zu wollen. Man kann sie vielmehr beobachten, wie sie kommen und gehen, ohne zuzulassen, dass sie Fuß fassen und einen vereinnahmen.

In welcher Haltung Sie an die Achtsamkeitspraxis herangehen, spielt eine große Rolle. Immer wieder werden wir in diesem Buch zu den inneren Qualitäten zurückkehren, die wesentlich sind für die Kultivierung von Achtsamkeit und durch die Ihr Leben sinnvoll bereichert wird.

Was Achtsamkeit nicht ist

Um zu verstehen, was Achtsamkeit ist, kann es hilfreich sein, klarzustellen, was Achtsamkeit nicht ist. Achtsamkeit ist *nicht*

- der Versuch, einen besonderen Geisteszustand zu erreichen. Achtsamkeit ermöglicht es, dass Geisteszustände ganz von selbst erscheinen und wahrgenommen werden, sie erzwingt aber keine Veränderung.
- in Trance zu verfallen. Vielmehr besteht Achtsamkeit darin, hellwach und aufmerksam zu sein gegenüber dem, was im Moment geschieht.
- positive Gedanken zu denken. Positive, negative und neutrale Gedanken können gleichermaßen auftreten und werden unterschiedslos betrachtet.

- sich abzulenken oder sich vorzustellen, man sei woanders. Achtsamkeit ist das Gegenteil von Ablenkung und bildhafter Vorstellung. Anstatt das Bewusstsein von den tatsächlichen Umständen weg- oder abzulenken, beinhaltet Achtsamkeit, dass man sich bewusst all das anschaut, was im gegenwärtigen Augenblick vorhanden ist, auch wenn es unangenehm ist.
- irgendetwas zu „machen". Im einfachsten und reinsten Sinne ist Achtsamkeit eine Weise, zu sein, und keine Weise, etwas zu tun.
- religiös. Die Essenz der Achtsamkeit ist jedem zugänglich ungeachtet der eigenen Glaubenstradition.
- kompliziert oder verstiegen. Im Gegenteil, Achtsamkeit ist die Rückkehr zu einem sehr einfachen Weg, da zu sein und mit sich selbst, mit anderen und mit den äußeren Umständen umzugehen.
- ausschließlich aus dem Osten. Achtsamkeit ist zwar die Grundlage von asiatischen Kulturen und Religionen, insbesondere des Buddhismus, aber es ist nichts besonders Exotisches oder Östliches daran, aufmerksam und rücksichtsvoll zu leben. Die Prinzipien der Achtsamkeit sind universell.

Wie ist die Beweislage?

Die wissenschaftliche Forschung über die Achtsamkeit ist im Laufe des letzten Jahrzehnts enorm angewachsen, wobei die ersten Studien bereits vor etwa 30 Jahren veröffentlicht wurden. Neuere Studien erhellen nun allmählich die der Achtsamkeit zugrunde liegenden Mechanismen (etwa was im Gehirn und in anderen Bereichen des Körpers vor sich geht, wenn man achtsam ist) sowie die Auswirkungen von Achtsamkeitsmeditation und verwandten Praktiken auf Gesundheit und Wohlbefinden des Menschen.

Veränderungen im Gehirn

Man kann Achtsamkeit durch Praktiken wie die Achtsamkeitsmeditation erlernen, die als eine Form von mentalem Training betrachtet wird. Zahlreiche Studien haben gezeigt, dass Menschen ohne vorherige Erfahrung in der Achtsamkeitsmeditation tatsächlich die Art und Weise verändern können, wie ihr Gehirn funktioniert, und ihre kognitiven, emotionalen und physiologischen Funktionen infolge eines Achtsamkeitstrainings verbessern können (Brefczynski-Lewis et al., 2007; Davidson et al., 2003; Chiesa und Serretti, 2010; Slagter et al., 2007). Auf einer grundlegenden Ebene sind wir aufgrund von *Neuroplastizität* fähig, Achtsamkeitsfertigkeiten auszubilden. Das bedeutet vom Wortsinn her, dass Zellen in unserem Gehirn, die *Neuronen* genannt werden, plastisch bzw. formbar sind. Im Wesentlichen hat unser Gehirn die Fähigkeit, seine eigene Struktur und Funktion abhängig von denjenigen Teilen des Gehirns zu verändern, die in Benutzung sind. Wenn bestimmte Regionen im Gehirn immer wieder aktiviert werden, verstärken sich diese Verknüpfungen. Umgekehrt werden Gehirnareale, die nur selten benutzt werden, geschwächt. Denken wir an den Vergleich mit sportlicher Betätigung: Je mehr man trainiert, desto stärker werden die Muskeln. Wenn man nicht mehr trainiert, verkümmern die Muskeln. Bei der Achtsamkeitsmeditation werden, wie bei anderen Formen von mentalem Training auch, diejenigen Bereiche des Gehirns gestärkt, die während der Praxis benutzt werden, während andere Bereiche infolge des Nichtgebrauchs schwächer werden. Mit der Achtsamkeit in Zusammenhang stehende Gehirnregionen sind unter anderem jene Bereiche, die mit der Konzentrationsfähigkeit, mit der Anpassung an unerwartete Veränderungen, mit der Beobachtung und Wahrnehmung unserer Umgebung und mit der Wahrnehmung von Empfindungen innerhalb des Körpers zu tun haben (Jha, Krompinger und Baime, 2007; Slagter et al., 2007; Moore und Malinowski, 2009; Lutz, Slagter et al., 2008; Farb et al., 2007). Es wurde gezeigt, dass Achtsamkeit die Aktivität der *Amygdala* mindert – derjenigen Region im Gehirn, die mit Angst- und Stressempfinden in Zusammenhang steht (Brefczynski-Lewis et al., 2007) – und dass Achtsamkeit Grübeln und zerstreutes Denken verringert (Jain et al., 2007). Die Forschungen aus der Neurowissenschaft deuten darauf hin, dass uns die Achtsamkeitsschulung helfen kann, weniger Angst und Stress zu empfinden, fokussierter zu sein, besser mit dem Lebensfluss mitgehen zu können und bewusster wahrzunehmen, was um uns herum geschieht. Infolgedessen können wir uns auch klüger verhalten und mit unserem Körper und dessen Bedürfnissen besser in Einklang stehen.

Lebensqualität und Symptome

Klinische Studien haben den Nutzen von Achtsamkeitstraining bei Menschen mit schweren chronischen Erkrankungen gezeigt, darunter Krebs (Bauer-Wu et al., 2008; Carlson et al., 2007), HIV oder Aids (Creswell et al., 2009), multiple Sklerose (Grossman et al., 2010), nach Organtransplantation (Kreitzer et al., 2005) und Herzversagen (Sullivan et al., 2009). Viele der Studien sind zwar in ihrem Umfang oder ihrer Methodik eng begrenzt, so dass noch weitere Forschungen notwendig sind, doch die kollektiven Erkenntnisse weisen übereinstimmend auf positive Auswirkungen auf Lebensqualität, psychisches Wohlergehen und Symptome wie Schmerzen, Schlafstörungen und Erschöpfung hin. So haben wir zum Beispiel bei meiner Forschungsarbeit mit Krebspatienten, die wegen autologer Knochenmarks-/Stammzellentransplantation stationär behandelt wurden, in der Folge von halbstündigen Sitzungen in Achtsamkeitstraining übereinstimmend eine Verringerung des Schmerz- und Angstempfindens und ein gesteigertes Wohlbefinden festgestellt (Bauer-Wu et al., 2008). Wir konnten außerdem eine verringerte Herz- und Atemfrequenz beobachten, welche als Marker eine verringerte Stressreaktivität im Körper anzeigt. Paul Grossman, ein medizinischer Wissenschaftler aus Europa, hat eine gut angelegte Studie an Patienten mit einem Rückfall in multipler Sklerose durchgeführt und beobachtet, dass ein achtwöchiges Achtsamkeitstraining die gesundheitliche Lebensqualität verbessert und Symptome von Depression und Erschöpfung gemildert hat (Grossman et al., 2010). In anderen Studien haben Mary Jo Kreitzer, Cynthia Gross und Kollegen an der Universität von Minnesota festgestellt, dass Patienten, die eine Organtransplantation hinter sich hatten und an Schlafstörungen litten, von Verbesserungen in ihrem Schlafmuster berichteten, nachdem sie an einem Programm zur Achtsamkeitsbasierten Stressbewältigung (MBSR) teilgenommen hatten (Kreitzer et al., 2005).

Auswirkungen auf den Körper

Achtsamkeitstraining führt nicht nur zu einer Verbesserung des subjektiven Wohlbefindens, sondern nachweislich auch zu positiven Veränderungen bei biologischen Prozessen im Körper. Da die Achtsamkeitsschulung Veränderungen im Gehirn fördert, die das emotionale Gleichgewicht unterstützen (weniger extreme Höhen und Tiefen), und uns hilft, klarer zu sehen und die Umstände als weniger bedrohlich wahrzunehmen, kann es eine komplexe Abfolge chemischer Prozesse im Körper bewirken. Chemische Prozesse im Gehirn beeinflussen nämlich alle Körperorgane sowie das Immunsystem, das eine Schlüsselrolle im Kampf gegen Infektionen und bei der Kontrolle vieler Krankheiten spielt, etwa bei Krebs, HIV und Aids. Die Abfolge chemischer Prozesse beeinflusst auch die Entzündungsbereitschaft, die mit der Entwicklung und Verschlimmerung ernster Erkrankungen in Zusammenhang steht, etwa bei Herzerkrankungen, Krebs, rheumatoider Arthritis und bei neurologischen Erkrankungen. Es wurde gezeigt, dass ein Achtsamkeitstraining die Immunfunktion bei Menschen mit Krebs (Carlson et al., 2007; Witek-Janusek et al., 2008) und HIV oder Aids (Creswell et al., 2009; Jam et al., 2010) steigert und einen wesentlichen Entzündungsmarker namens *C-reaktives Protein* senkt, der mit Herzerkrankungen und Diabetes in Zusammenhang gebracht wird (Dalen et al., 2010).

Psychische Gesundheit

Es konnte ebenfalls gezeigt werden, dass sich eine Achtsamkeitsschulung bei Menschen mit psychischen Erkrankungen wie etwa einer periodisch wiederkehrenden klinischen Depression (Teasdale et al., 2002), Angst- und Panikstörungen (Goldin, Ramel und Gross, 2009) und Suchterkrankungen äußerst positiv auswirkt (Witkiewitz und Bowen, 2010). John Teasdale und Zindel Segal haben gemeinsam mit ihren Kollegen nachgewiesen, dass Menschen mit einem Risiko für wiederkehrende Depressionen von einem Achtsamkeitsprogramm profitieren, das *Achtsamkeitsbasierte Kognitive Therapie* (MBCT) genannt wird. Dadurch lässt sich ganz speziell die Wahrscheinlichkeit verringern, dass schwere Depressionen erneut auftreten (Teasdale et al., 2002). MBCT ist nach dem Vorbild des bekannten Programms zur *Achtsamkeitsbasierten Stressbewältigung* (MBSR) entstanden, das vor über 30 Jahren an der Medizinischen Fakultät der Universität von Massachusetts eingeführt wurde. Bei beiden handelt es sich um Gruppenprogramme, die acht Wochen lang einmal wöchentlich stattfinden und auch die Praxis von Meditation zu Hause beinhalten (die empfohlene formale Praxiszeit zu Hause beträgt täglich 45 Minuten an sechs Tagen die Woche). Bis heute stützt sich ein Großteil der Forschungen zu Achtsamkeitspraktiken bei Menschen mit gesundheitlichen Problemen auf MBSR, MBCT oder abgewandelte Formen dieser Programme.

Vorteile des Praktizierens

Man mag sich unmittelbar nach einer einzelnen kurzen angeleiteten Meditation zwar etwas besser

(d. h. entspannter und wohler) fühlen, doch die Forschung zeigt übereinstimmend, dass die positiven Auswirkungen umso tief greifender sind, je länger ein Achtsamkeitstraining durchgeführt wird (Carmody und Baer, 2008; Lazar et al., 2005). Die Häufigkeit von eigenständiger Praxis (mit oder ohne Hilfe von auf Tonträger aufgenommenen Anleitungen) und die Häufigkeit von Sitzungen mit einem ausgebildeten Achtsamkeitslehrer (Einzel- oder Gruppensitzungen) sagen voraus, wie effektiv man von dieser Schulung profitieren wird. Grundsätzlich gilt: Je häufiger man die Achtsamkeitspraktiken anwendet, desto größer ist ihr Nutzen. Regelmäßiges Praktizieren (z. B. an mehreren Tagen pro Woche) bringt eindeutig mehr, als wenn man es nur gelegentlich einmal tut. Das lässt sich mit dem Gebrauch von Zahnseide vergleichen: Das *tägliche* Reinigen der Zähne mit Zahnseide wird Zahnfleisch und Zähne gesünder erhalten als ein nur sporadischer Gebrauch.

Sind Sie bereit?

Die neurowissenschaftlichen Forschungen zeigen uns, dass die alte Redewendung „Einem alten Hund bringt man keine neuen Tricks mehr bei“

nicht länger zutrifft. Ich habe unzählige Leute sagen hören, sie könnten nicht achtsam sein, weil sie sich so leicht ablenken ließen und nicht still sitzen oder zur Ruhe kommen könnten. Die Forschungsergebnisse und meine eigenen Erfahrungen sagen aber etwas ganz anderes. Allerdings ist, wie die Theorien zur Verhaltensänderung unterstreichen, zum Annehmen einer neuen Verhaltensweise oder zum Aufgeben einer alten auch eine *Bereitschaft* erforderlich, d. h. der ehrliche Wunsch und der Vorsatz, eine Verhaltensweise neu erlernen oder verändern zu wollen (Prochaska und Velicer, 1997). Wenn Sie sich auf die Reise der Achtsamkeit begeben, sollten Sie also nicht vergessen, dass Ihr Vorsatz, Ihre Hingabe und Ihre Selbstdisziplin beim Üben ebenso wie Ihre Einstellung bei der Praxis in großem Maße mitbestimmen, was geschieht.

Achtsamkeit kultivieren

Die in diesem Buch beschriebenen Meditationspraktiken sollen Ihnen dabei helfen, Achtsamkeit so zu kultivieren, dass sie zu einem Teil Ihres Wesens wird. Die Praktiken sind nicht als etwas Besonderes gedacht, das Sie nur zu bestimmten

Zeiten oder in einer besonderen Stimmungslage ausüben sollten. Vielmehr ist es meine Hoffnung, dass Sie täglich Achtsamkeit üben werden, so dass diese Achtsamkeit Ihnen dabei helfen kann, die Wellen aller Höhen und Tiefen in Gleichmut, Klarheit und Fülle zu bewältigen.

Regelmäßige Praxis

Es ist sehr wichtig, eine regelmäßige Praxis der Achtsamkeitsmeditation auszuüben, damit man Achtsamkeit entwickeln und diese ins tägliche Leben mit hineinnehmen kann. Wie oben geschildert, wird in Studien übereinstimmend gezeigt, dass das Praktizieren wichtig ist und mit den positiven Auswirkungen unmittelbar in Zusammenhang steht. Vielleicht fühlt man sich ganz gut, wenn man einmal eine halbe Stunde lang meditiert hat, aber die Wirkung hält nicht vor, wenn man es nur gelegentlich einmal tut.

Neutraler Sammelpunkt

Der erste Schritt bei der Entwicklung von Achtsamkeit besteht darin, zu lernen, wie man den Geist stabilisieren kann. Unser Geist besitzt die

Neigung, sich rege zu beschäftigen, wenn wir wach sind (bei manchen sogar, wenn sie schlafen!). Das Denken springt von Natur aus von einem Gedanken zum anderen. Sich auf einen neutralen Punkt zu konzentrieren ist der einfachste Weg, um den Geist zu stabilisieren und sich zu sammeln – etwa so, wie ein Anker das Schiff daran hindert, ziellos umherzutreiben oder in einem Sturm hin- und hergeworfen zu werden. Binnen eines einzigen Augenblicks kann man in das Erfahren des gegenwärtigen Moments zurückgelangen – einfach, indem man die Aufmerksamkeit auf einen leicht zugänglichen, neutralen Fokus oder Sammelpunkt lenkt. *Neutral* bedeutet in diesem Zusammenhang, dass dieser Punkt keine heftigen Emotionen oder körperlichen Reaktionen hervorruft; dass er einen nicht beunruhigt oder verstört und dass man ihm gegenüber im Allgemeinen neutral eingestellt ist.

Der Atem

Der Atem ist ein beliebter neutraler Konzentrationspunkt, weil er immer da ist. Solange wir leben, atmen wir auch. Bei den meisten Menschen geschieht das Atmen mühelos. Es begleitet uns jeden Augenblick, den wir am Leben sind. Wir müssen uns nicht anstrengen, um zu atmen; es geschieht einfach unablässig von selbst, so wie die Meereswellen immer wieder aufs Neue ans Ufer rollen.

Wenn das Atmen Mühe macht

Bei manchen Menschen stellt das Atmen allerdings aufgrund von gesundheitlichen Problemen eine erhebliche Herausforderung dar. Wenn das auch bei Ihnen der Fall ist, dann wäre der Atem kein neutraler Fokus. In einigen Fällen kann es sogar zusätzliche Beschwerden verursachen, wenn die Aufmerksamkeit auf die Atemempfindungen gerichtet wird. Falls Sie beim Atmen Schwierigkeiten haben, dann ist es wichtig, dass Sie sich einen anderen neutralen Fokuspunkt suchen, den Sie als Anker benutzen können, um immer wieder in den gegenwärtigen Moment zurückzukommen. Dieser Anker sollte eher ein Körperteil oder eine bestimmte körperliche Erfahrung sein als etwas außerhalb von Ihnen selbst Liegendes, weil Sie diesen Konzentrationspunkt ja als ein Hilfsmittel benutzen wollen, wo immer Sie sich gerade befinden. Er sollte also jederzeit bei Ihnen sein. Einige mögliche Alternativen wären beispielsweise eine Hand, ein Unterarm, ein Fuß oder ein Ohrläppchen. Sie werden durch Ausprobieren selbst herausfinden müssen, welcher Körperteil für Sie neutral ist.

- Meditationspraxis -

Achtsamkeit beim Atmen

- Kommen Sie in einer bequemen Haltung zur Ruhe, entweder im Sitzen, im Liegen oder im Stehen.
- Lenken Sie Ihre Aufmerksamkeit auf die Empfindungen, die Sie beim Einatmen haben. Es könnte die hereinströmende Luft an Ihren Nasenlöchern, am Mund oder an beidem sein. Vielleicht nehmen Sie wahr, welche Temperatur die Luft hat (warm oder kühl) und wie die Luft beschaffen ist (feucht oder trocken).
- Nehmen Sie wahr, wie die Luft in Ihrem Körper hinabfließt, Ihre Lungen füllt und Ihren Bauch nach außen wölbt.
- Beachten Sie die kurze Pause, die zwischen Ein- und Ausatmung entsteht.

- Beobachten Sie, während Sie dann wieder ausatmen, wie Ihr Bauch sich wieder senkt und die Luft vom Bauch durch den Brustraum und den Hals und schließlich durch die Nasenlöcher oder den Mund wieder hinausfließt.
- Wiederholen Sie das während einiger Zyklen von Ein- und Ausatmung und nehmen Sie bewusst wahr, wie die Luft in Ihren Körper einfließt, ihn erfüllt und dann wieder entlassen wird und aus Ihrem Körper hinausfließt.
- Damit Sie sich besonders am Anfang besser konzentrieren und sammeln können, könnten Sie sich Folgendes vorsagen: *Ich atme ein und bin mir bewusst, dass ich einatme. Ich atme aus und bin mir bewusst, dass ich ausatme.*
- Versuchen Sie nicht, Ihre Atmung zu verändern; lassen Sie sich einfach auf natürliche, mühelose Weise atmen. Bringen Sie einfach nur Bewusstheit in diese Erfahrung; „reiten" Sie auf den Wellen von Ein- und Ausatmung.

- Meditationspraxis -

Alternative
(Wenn das Atmen Mühe macht)

- Begeben Sie sich in eine bequeme Position, entweder sitzend, liegend oder stehend.
- Gehen Sie im Geist Ihren Körper durch und suchen Sie sich einen neutralen Bereich aus. Das ist ein Körperteil, der keinerlei größere Emotionen, Erinnerungen oder Unbehagen auslöst. Einige potentiell neutrale Körperbereiche sind zum Beispiel Hände, Unterarme, Lippen, Ohrläppchen und Füße. Sie wissen selbst am besten, welche Bereiche für Sie neutral sind. Suchen Sie sich einen einzelnen Körperteil auf einer Körperseite aus.
- Lenken Sie Ihre Aufmerksamkeit auf diesen Körperteil. Nehmen Sie Empfindungen darin wahr wie etwa Kribbeln oder Pulsieren. Nehmen Sie äußere Empfindungen wahr wie die kühle Luft oder das Gefühl der Kleidung oder der Bettwäsche auf der Haut.
- Stellen Sie sich einige Momente lang vor, wie Sie von diesem Körperbereich aus ein- und ausatmen.

An jedem Tag ...

Wenn Sie im Laufe des Tages bemerken, dass Ihre Gedanken rasen, dass Sie sich nicht konzentrieren können oder dass Sie von Gefühlen der Wut, der Frustration oder der Verzweiflung übermannt werden, dann legen Sie eine *Pause* ein:

- Hören Sie auf zu tun, womit Sie gerade beschäftigt sind, und halten Sie kurz inne.
- Holen Sie achtsam Atem und nehmen Sie bewusst wahr, wie es sich anfühlt, wenn die Luft in Ihren Körper hineinfließt, ihn füllt und dann wieder entlassen wird.

Falls Sie beim Atmen Probleme haben, lenken Sie Ihr Gespür zu einem neutralen Teil Ihres Körpers und stellen Sie sich vor, wie Sie in diese Stelle hinein- und aus ihr ausatmen.

- Beobachten Sie Ihre Gedanken und Gefühle. Nehmen Sie diese einfach nur aufmerksam und nüchtern wahr, ohne sich hineinziehen zu lassen.
- Kehren Sie dann ganz bewusst und behutsam zu Ihrer vorherigen Tätigkeit zurück.

Zur Erinnerung

Achtsamkeit ist eine Art, zu sein und sich zu erinnern, wer man ist, und mit den eigenen Erfahrungen Freundschaft zu schließen, ob diese nun angenehm oder unangenehm sind. Sie können jederzeit und überall – immer dann, wenn Sie sich erregt, verwirrt oder überfordert fühlen – zum Atem oder zu einem anderen neutralen Sammelpunkt zurückkehren, um wieder in Ihre Mitte zurückzufinden und sich zu erden. Denken Sie daran, wenn Sie sich auf den Weg der Achtsamkeit begeben, dass Ihr Vorsatz, Ihre Hingabe und Selbstdisziplin sowie Ihre Einstellung bei der Praxis selbst eine beachtliche Auswirkung darauf haben, wie Sie sich fühlen werden und was sich entwickeln wird.

2

In den Körper hineinspüren

Ehe wir uns also einreden, dass unser Körper zu sehr dies oder zu sehr jenes sei, sollten wir da nicht eher ein Gefühl dafür entwickeln, wie wunderbar es ist, überhaupt einen Körper zu haben – egal, wie er aussieht oder sich anfühlt?

Jon Kabat-Zinn,
Gesund durch Meditation:
Das grosse Buch der Selbstheilung

Die Vorstellung, in den eigenen Körper hineinzuspüren – hineinzuschauen, zu horchen und mit ihm in einen intimen Austausch darüber zu treten, was man in einem bestimmten Augenblick tatsächlich fühlt –, ist vielen Menschen, insbesondere solchen mit einer ernsten körperlichen Erkrankung, eher fremd, manchmal sogar zuwider. Auch Sie mögen sich die Frage stellen, wieso um alles in der Welt Sie sich Ihrem Körper ausgerechnet zu einer Zeit, in der er Ihnen seinen Dienst versagt und Sie sich nicht wohlfühlen, noch mehr zuwenden sollten.

Das Hineinspüren ist der erste Schritt, um Ihren Körper so zu akzeptieren, wie er genau jetzt ist. Es hilft Ihnen zu erkennen, dass unangenehme körperliche Symptome wie Schmerzen oder Übelkeit nicht immer gleich bleiben; in Wirklichkeit ändern sie sich von einem Augenblick zum nächsten. Es lässt Sie wichtige Hinweise des Körpers wahrnehmen und besser entscheiden, wie Sie auf diese Hinweise antworten wollen. Wenn Sie hineinspüren, merken Sie vielleicht, dass sich das, was Sie gerade empfinden, gar nicht so sehr von dem unterscheidet, was Sie Stunden, Tage oder gar Wochen vorher auch schon empfunden haben, und daher verfallen Sie möglicherweise nicht mehr so schnell in Panik, wenn Sie irgendeine Beschwerde verspüren. Das Hineinspüren gibt Ihnen die Möglichkeit, sich bewusst zu werden, wie rasch man automatisch reagiert und dem im Körper Wahrgenommenen sofort eine bestimmte Bedeutung beimisst. Es bietet Ihnen ebenfalls die Gelegenheit, sich bewusst zu werden, was an Ihrem Körper sehr wohl stimmt und gesund ist. Sie gelangen zu der Erkenntnis, dass nicht *alles* an Ihnen „kaputt" ist und dass Sie noch so viel mehr sind als nur ein Befund oder ein Körper mit einer Krankheit.

Mit Ihrem Körper Freundschaft schließen

Vielleicht haben Sie, so wie viele andere Menschen mit einer lebensbedrohlichen Krankheit auch, das Gefühl, dass Ihr Körper Sie im Stich gelassen habe. Sie sind vielleicht sehr enttäuscht darüber, dass all die Jahre, in denen Sie sich bemüht haben, gesund zu leben, nicht verhindert haben, dass die gravierende Krankheit ihr grässliches Haupt erhebt. Warum sollten Sie jemals mit Ihrem Körper befreundet sein, einem Körper, der Sie so enttäuscht hat?

Freund Ihres Körpers zu sein heißt nicht, dass Sie gut finden müssen, was mit ihm geschieht. Es bedeutet vielmehr, dass Sie liebevoll und sanft zu Ihrem Körper sind und ihm ernsthaft zuhören, so wie Sie Ihrem besten Freund zuhören würden. Sie sind bereit, Ihrem Körper mit all seinen Schwächen und Unvollkommenheiten zu begegnen, mit ihm da zu sein und ihn anzunehmen. Dadurch können Sie zu einem tiefen inneren Verstehen und Annehmen gelangen, und das wiederum begünstigt die Heilung auf verschiedenen Ebenen.

Denken Sie einen Moment über folgende Fragen nach: Bringt es Ihnen irgendetwas, wenn Sie wütend darüber sind, dass Ihr Körper Sie betrogen habe? Was wäre, wenn Sie (bildlich gesprochen) Ihrem Körper die Hand reichen und Freundschaft mit ihm schließen würden?

Empfindungen als bloße Empfindungen wahrnehmen

Ein erster Schritt beim Einspüren in den Körper besteht darin, eigene Empfindungen als bloße Empfindungen zu sehen. Das heißt, man wird zu einem neugierigen, unvoreingenommenen Beobachter. Nur allzu oft neigt unser Verstand dazu, sich eine eindeutige feste Vorstellung von dem zu bilden, was gerade im Körper geschieht, zum Beispiel „Schmerz", oder zu interpretieren, was das zu bedeuten habe. Neuerlicher Schmerz etwa bedeute, dass die Krankheit weiter fortgeschritten sei. Wenn man allerdings einen Schritt zurücktritt und neugierig beobachtet, was der Körper eigentlich spürt, dann stellt man fest, dass Schmerz nicht einfach nur dieses eine überwältigende „Ding" ist, sondern eine Zusammenfügung aus vielen kleineren, unterschwelligen Körperwahrnehmungen, wie etwa Taubheit, Stiche, Ziehen oder Pochen, die wahrscheinlich von einem Augenblick zum nächsten anders sind. Man beobachtet vielleicht auch Pausen bei den Empfindungen und Momente, in denen man gar nichts spürt. Wenn man Empfindungen als bloße Empfindungen betrachtet und sie in ihrer jeweiligen Eigenart und ihrem veränderlichen Auftreten beobachtet, verlieren die Empfindungen einiges von der Macht, die sie über einen besitzen.

Die Geschichte rund um die Empfindung

Es liegt nur allzu sehr in der Natur des Menschen, eine Geschichte oder Fabel zu ersinnen über das, was im eigenen Körper oder im eigenen Leben vor sich geht. Diese Geschichten basieren nicht auf Tatsachen oder auf dem, was man gegenwärtig mit Sicherheit weiß, sondern es sind Albträume darüber, was sein könnte, Zukunftsfantasien, Beurteilungen, Reuegeschichten oder Beweise dafür, dass man an der Vergangenheit festhält. Ein Beispiel aus dem täglichen Leben wäre, dass jemand seine Brieftasche nicht finden kann, sofort in Panik gerät und die Geschichte erfindet, dass sie gestohlen worden sei. Geschichten entstehen ganz automatisch und können einen mitreißen. Sie wühlen den Geist auf, was wiederum den Körper aufregt und alles durcheinandergeraten lässt.

Bei jemandem, der eine ernste Erkrankung hat, können die Kopfgeschichten und Urteile schnell zu Vorstellungen über den schlimmstmöglichen Ausgang oder zu Selbstvorwürfen führen. Die

Geschichten lassen einen innerlich ein schlimmes Abenteuer durchleben, und zwar derart intensiv, dass der Körper so reagiert, als würde er die Geschichte tatsächlich erleben. Eine neu auftretende Beschwerde kann einen zum Beispiel in einen Zustand der Panik versetzen, begleitet von wildem Herzklopfen, flacher Atmung, Magenproblemen und Schlaflosigkeit, falls man die Vorstellung hat, es müsse bedeuten, dass sich die Krankheit verschlimmert oder dass man das selbst verschuldet habe. Die eigenen Gedanken bzw. die Geschichte können einen völlig überrollen und sich im Geiste unablässig wiederholen. Dadurch wird alles andere, was sich im Leben tatsächlich ereignet, derart überschattet, dass man letztendlich gar nichts Positives mehr um sich herum wahrnehmen kann.

Die beiden Begriffe „Schmerz" und „Leid" werden oft synonym verwendet, doch zwischen ihnen gibt es einen wichtigen Unterschied: *Schmerz* ist ein unangenehmes physisches Signal, das uns mitteilt, dass in unserem Körper etwas nicht stimmt. *Leid* ist die Art und Weise, wie wir damit umgehen; es ist die Bedeutung oder Interpretation (bzw. die Geschichte), die unser Verstand als Antwort auf das physische Signal erzeugt. Die Bedeutung, die wir dem Schmerz geben, und wie wir diese Bedeutung interpretieren – das bestimmt in Wahrheit unsere Erfahrung, wodurch die Unannehmlichkeit tatsächlich noch verschlimmert werden kann. Illustriert wird dies in einem alten Gleichnis von einem Pfeil. Der Pfeil durchbohrt durch ein Versehen den Arm eines Mannes und verursacht Schmerz. Der Mann reagiert, indem er den Pfeil am Schaft nimmt und ihn noch tiefer hineinbohrt. Dass ihn der Pfeil am Arm getroffen hat, war unvermeidlich. Aber dass er ihn noch tiefer hineingebohrt hat, war nicht unvermeidlich; dadurch hat er das Erlebnis noch wesentlich schlimmer gemacht. In diesem Beispiel steht das Hineinbohren des Pfeils für die mentale Geschichte: *Ich habe es verdient, Schmerzen zu haben. Das ist erst der Anfang, ich werde noch viel mehr Schmerzen haben,* oder *Irgendetwas ganz Schreckliches geht da vor.* Solcherlei Geschichten sind wahrhaft schreckenerregend, und jede Version führt zu noch mehr unnötigem Leid. Es ist ganz erstaunlich, wie unser Verstand eine unangenehme Empfindung aufgreift und eine komplizierte Geschichte darüber erstellt, die Ängste und Sorgen verursacht oder noch verschlimmert. Achtsamkeitspraktiken, wie sie in diesem Buch erklärt werden, können

Ihnen helfen, sich zu fangen, noch ehe sich Ihre Gedanken in irgendeiner Geschichte verfangen.

Eine Frau, die Krebs hatte und mit der ich arbeitete, hat Folgendes über ihre Praxis der Achtsamkeit gesagt:

Ich habe festgestellt, dass ich mich rechtzeitig fangen kann, wenn ich manchmal ein kleines Zwicken verspüre und anfange, mir Sorgen zu machen. Ich richte meine Aufmerksamkeit dann auf das, was ich spüre, und stelle mir vor, dass ich in diese Stelle hineinatme, und dann merke ich, wie es nachlässt. Das Ganze hilft mir, nicht in Panik zu verfallen und mich nicht zu ängstigen.

Unangenehme Symptome

Unangenehme körperliche Symptome treten bei nahezu allen lebensbedrohlichen Erkrankungen auf. Die speziellen Symptome und der Grad der Beschwerden sind individuell abhängig von der jeweiligen Krankheit und ihrer Behandlung und werden von Alter, Genen und zurückliegenden Erfahrungen beeinflusst. Häufig vorkommende unangenehme Symptome sind beispielsweise Erschöpfung, Schmerzen, Übelkeit, Taubheitsgefühle, Schwäche und Juckreiz.

Es ist sehr wichtig, den Unterschied zwischen akuten und chronischen Symptomen zu kennen. *Akute Symptome* sind körperliche Empfindungen, die rasch einsetzen oder sich in ihrer Intensität rasch steigern, jedoch nur kurze Zeit anhalten. Sie können sehr gravierend sein, wie etwa eine 9 oder eine 10 auf einer Skala von 0 bis 10 (wobei 0 keinerlei Unbehagen bedeutet und 10 das stärkste Unbehagen, das man sich vorstellen kann). Akute Symptome sollten weder einfach hingenommen noch ignoriert werden. Starker Schmerz und andere Symptome sind wertvolle Botschafter für wichtige Informationen über den Körper. Es ist lebenswichtig, auf den Körper zu hören und richtig zu reagieren.

Chronische Symptome sind unangenehme Empfindungen und körperliche Erfahrungen, die wochen-, monate- oder jahrelang anhalten können. Sie variieren in ihrer Intensität und sind in der Regel zu ertragen. Es sind die Symptome, von denen der Arzt sagt, dass Sie sie zu erwarten hätten und „mit denen Sie leben" müssten. Doch obwohl sie auszuhalten sind, können auch diese Symptome auszehren und zermürben. Sie können einem den Mut rauben und das eigene Wohlbefinden völlig überschatten.

Es ist also sehr hilfreich, wenn man den Unterschied zwischen akuten und chronischen Symptomen erkennt. Akute Symptome erfordern rasches Handeln. Der Körper teilt einem eindringlich mit, dass etwas nicht stimmt. Akute Symptome hinzunehmen oder zu ignorieren wäre nicht klug; vielmehr ist es angeraten, ärztliche Hilfe zu suchen, Medikamente einzunehmen oder beides. Chronische Symptome hingegen lassen eine passivere Antwort zu, zum Beispiel indem man die bewusste Achtsamkeit auf die Empfindungen im Körper und die damit zusammenhängenden Geschichten im Kopf richtet. Die in diesem Buch beschriebenen Praktiken können Ihnen helfen, akute Symptome von chronischen zu unterscheiden und jeweils möglichst geschickt und angemessen damit umzugehen.

Sie sind nicht Ihre Schmerzen

Manchmal fällt es einem schwer, sich selbst von Schmerzen und anderen Beschwerden, die man vielleicht erfährt, abzugrenzen. Diese Empfindungen und die damit verbundenen Geschichten können einen derart überrollen, dass man die Perspektive verliert.

Doch wenn man lernt, in den Körper hineinzuspüren, kann man die Fähigkeiten des Beobachtens entwickeln und die Perspektive wiederfinden. Mit einiger Übung lassen sich die unangenehmen Empfindungen, die eigenen Impulse, Bewertungen und Geschichten sowie das eigene Identitätsgefühl, das in der Erfahrung aufgegangen ist, voneinander trennen. Man erkennt dann, dass man nicht der Schmerz (oder irgendeine andere Beschwerde) ist oder bloß ein Patient oder eine Krankheit – sondern dass da noch so viel mehr ist, was einen zu dem macht, der man ist.

Sich zuwenden, statt Widerstand zu leisten

Die Vorstellung, dass wir uns einem Unbehagen zuwenden sollen, scheint unserer Intuition zuwiderzulaufen. Die natürliche Reaktion besteht darin, es abzuwehren, Widerstand zu leisten oder davor wegzulaufen. Doch die Wahrheit ist, dass diese Versuche uns einschränken und geistig und physisch Energie rauben. Und obschon es vielleicht auf kurze Sicht gesehen hilfreich erscheint, sich von etwas Unangenehmem abzulenken, gestattet es uns doch nicht, zu lernen, wie wir *mit* dem Geschehen leben können.

Interessanterweise mögen wir auch zu der Feststellung gelangen, dass etwas, was wir ignorieren oder verdrängen wollen, in Wirklichkeit riesengroß und unbeirrbar dazubleiben scheint. Wenn wir uns dann dem Unangenehmen zuwenden und ihm Beachtung schenken, verliert es seine Macht über uns. Manchmal können wir unsere unangenehmen Empfindungen bereits einfach dadurch auflösen, dass wir unsere Aufmerksamkeit auf den Schmerz oder ein anderes Unbehagen richten und in die betreffende Körperstelle hineinatmen. Diese Vorgehensweise erlaubt es uns auch, die Kontrolle zu übernehmen und irgendetwas tun zu können, zum Beispiel unsere Körperhaltung verlagern, ein Medikament einnehmen oder unsere Aufmerksamkeit auf etwas Neutrales oder Angenehmes neu ausrichten. Wir lernen also, dass wir eine gewisse Wahl haben, wie wir mit dem unangenehmen Gefühl umgehen können. Wenn wir uns ihm zuwenden, entdecken wir möglicherweise auch, dass es gar nicht so schlimm ist, wie wir gedacht hatten, und das kann eine sehr tief gehende Erkenntnis sein.

Beachten Sie bitte, dass sich diese Praxis des *Zuwendens* für chronische, leichte bis mäßige Symptome eignet, wie sie vorher beschrieben worden sind. Akuten Symptomen, die heftig und intensiv sind, wäre besser durch Abwenden der Aufmerksamkeit oder durch Handeln gedient, etwa indem man Hilfe sucht oder Medikamente einnimmt.

- Meditationspraxis -

Die Body-Scan-Meditation

Die Body-Scan-Meditation ist eine vortreffliche Möglichkeit, zu lernen, in den eigenen Körper hineinzuspüren und mit ihm Freundschaft zu schließen. Es wird Achtsamkeit entwickelt, indem man die verschiedenen Bereiche des eigenen Körpers langsam, sanft und systematisch „durchspürt". Der Body Scan ist hilfreich zur Entwicklung von Aufmerksamkeitsfähigkeit, von Flexibilität (mit all dem da sein können, was man jeweils spürt), und von Selbstannahme.

- Beginnen Sie in einer aufgeschlossenen, neugierigen Haltung. Nehmen Sie wahr, ob Sie irgendwelche vorgefassten Meinungen darüber haben, was Sie beim oder nach dem Body Scan erfahren werden, und schauen Sie, ob es möglich ist, für diese Vorstellungen präsent zu sein, ohne ihnen Glauben zu schenken. Selbst wenn man den Body Scan schon viele Male zuvor gemacht hat, sind Körper, innere Verfassung und Umgebung niemals genau gleich.

- Nehmen Sie wahr, ob Sie versuchen, sich zu irgendeinem bestimmten Gefühl zu zwingen, oder ob Sie irgendetwas Bestimmtes von dieser Meditation *haben* wollen. Das ist ein ganz normaler Wunsch, der Sie jedoch dabei behindern kann, Ihren Körper genau so wahrzunehmen, wie er ist.
- Bleiben Sie von Augenblick zu Augenblick völlig bewusst, während Sie Ihre Aufmerksamkeit auf die verschiedenen Bereiche Ihres Körpers richten. Die Aufmerksamkeit besteht rein darin, wahrzunehmen, was Sie empfinden.
- Nehmen Sie wahr, ob Sie einen Widerwillen spüren, Achtsamkeit in Ihren Körper zu bringen. Wenn ja, dann nehmen Sie den Widerwillen und die damit verbundenen Gefühle, Gedanken oder Emotionen einfach nur wahr. Beobachten Sie, ob Sie ein Urteil über sich selbst abgeben. Bleiben

Sie bewusst, lassen Sie den Widerwillen nun zu und atmen Sie in ihn hinein.

- Nehmen Sie eine bequeme Haltung ein, entweder im Liegen oder in einer anderen Position, in der Sie sich gut gestützt und entspannt fühlen. Wählen Sie eine Haltung, die Sie unterstützt, aber bei der Sie wach bleiben. Sie können sich mit einer Decke zudecken, weil die Körpertemperatur oftmals abfällt, wenn sich der Körper eine Zeit lang nicht bewegt.
- Schließen Sie, wenn Sie bereit sind, die Augen, oder lassen Sie sie mit einem sanften Blick leicht geöffnet.
- Ruhen Sie einige Augenblicke lang im Bewusstsein des natürlichen Rhythmus Ihrer Atmung.
- Wenn Ihr Körper und Ihr Geist etwas zur Ruhe gekommen sind, werden Sie sich Ihres Körpers als eines Ganzen bewusst. Nehmen Sie wahr, wie Ihr Körper ruht und von der Matte, dem Fußboden oder dem Stuhl getragen wird.
- Der Body Scan geht in der Regel in folgender Reihenfolge vor sich: Fangen Sie mit den Zehen an Ihrem linken Fuß an. Lenken Sie Ihre Aufmerksamkeit dann in die verschiedenen Teile Ihres linken Fußes (die Fußsohle, die Ferse und

die Oberseite des Fußes), gehen Sie durch Ihr linkes Bein nach oben bis zum Becken, dann zu den Zehen am rechten Fuß, durch den rechten Fuß und das rechte Bein wieder hoch zum Becken. Bringen Sie Ihre Aufmerksamkeit dann in Ihren Bauch, in den unteren Rücken, in den oberen Rücken, in den Brustraum und in die Schultern; spüren Sie in Ihre Arme bis hinab zu den Fingern und wieder zurück zu den Schultern. Führen Sie Ihre Aufmerksamkeit von den Schultern in Ihren Hals und Nacken und anschließend in die einzelnen Bereiche Ihres Kopfes und Gesichtes. Lenken Sie abschließend wieder die Aufmerksamkeit auf Ihren Körper als Ganzes.

- Beobachten Sie in jedem einzelnen Körperabschnitt die jeweiligen Empfindungen: von welcher Art sie sind, wie stark oder schwach sie sind und wie lange sie andauern. Versuchen Sie sich bewusst zu werden, was Sie tatsächlich empfinden, etwa Wärmegefühl, Kribbeln, Ziehen oder Taubheit. Seien Sie auch offen für die Möglichkeit, in manchen Bereichen Ihres Körpers gar nichts zu spüren – das kommt oft vor und ist ganz normal.

- Bleiben Sie ein paar Momente lang bei jedem Körperteil und stellen Sie sich vor, dass Sie in den Bereich Ihrer Aufmerksamkeit hineinatmen. Eine Möglichkeit ist es, sich vorzustellen, dass Sie ein Gefühl von Vitalität, frischer Energie und Heilung hineinatmen und Anspannung, Erschöpfung oder Beengung herausatmen. Atmen Sie einige Male in jeden Bereich hinein und aus ihm heraus.
- Spüren Sie, während Sie so bei jedem Körperteil verweilen, in jede Empfindung hinein, die Sie dort erfahren, auch in deren genaue Beschaffenheit. Beobachten Sie, ob sie ständig da sind, ob sie an- oder abschwellen oder ob sie sich vollständig auflösen. Vielleicht bemerken Sie, dass sich die Wahrnehmungen von einem Augenblick oder von einem Körperteil zum nächsten unterscheiden. Sie stellen vielleicht fest, dass einige Empfindungen angenehm, andere neutral und wieder andere unangenehm oder unbequem sind.
- Erlauben Sie Gedanken oder Emotionen aufzukommen, ohne sie wegzuschieben oder an ihnen festzuhalten. Beobachten Sie sie einfach neugierig, anstatt sich in sie zu verwickeln oder sie irgendwie bewerten oder interpretieren zu wollen. Halten Sie einfach inne, sobald Sie sich bei

einer Beurteilung (wie etwa „Das sollte ich nicht fühlen“ oder „Ich mache das nicht richtig“), bei einer Kopfgeschichte, einer Erinnerung oder einem Gedankensprung erwischen. Erkennen Sie an, dass Ihr Verstand seine üblichen Tricks versucht; Sie können sogar ein wenig lächeln und sich selber sagen: „Ist das nicht interessant, dass ich gerade dieses oder jenes gedacht habe?“ Der Moment, in dem Sie Ihren Geist dabei erwischen, wie er abschweift, ist eine wunderbare Erinnerung für Sie, sich wieder zu sammeln, tief Atem zu holen und Ihre Aufmerksamkeit zurück in denjenigen Körperbereich zu bringen, bei dem Sie vorher waren.

- Falls Sie während des Body Scans einschlafen, sollten Sie mit sich Nachsicht üben. Ihr Körper und Ihr Geist haben so weit losgelassen, dass Sie einnicken und sich die Rast und Erholung gönnen konnten, die Sie gebraucht haben. Der Vorsatz bei dieser Praxis ist es, nicht einzuschlafen, aber es ist vollkommen in Ordnung, wenn Sie es doch tun. Atmen Sie in dem Augenblick, in dem Sie merken, dass Sie schläfrig werden, einmal tief durch, um Ihren Körper wieder aufzuwecken, setzen oder legen Sie sich, wenn nötig, neu zurecht (das kann ebenfalls helfen, den Körper wieder zu wecken) und kehren Sie, wenn Sie bereit sind, mit Ihrer Aufmerksamkeit wieder zu derjenigen Körperstelle zurück, bei der Sie zuletzt waren.

- Wenn es irgendeinen bestimmten Körperbereich gibt, der wehtut und Ihre Aufmerksamkeit erregt, dann erlauben Sie Ihrer Aufmerksamkeit, dort zu sein. Versuchen Sie nicht, das zu ignorieren. Lenken Sie Ihre Bewusstheit auf die unangenehmen Empfindungen. Sie können sich auch vorstellen, in diese hineinzuatmen. Beobachten Sie, ob das Unbehagen abnimmt. Bringen Sie, wenn nötig, den Körper in eine bequemere Position. Fahren Sie dann fort mit dem Body Scan, indem Sie zu derjenigen Stelle zurückkehren, auf die Sie sich gerade konzentriert haben.

- Besinnen und Schreiben -

Nach innen spüren

Lassen Sie Ihren Körper und Ihren Geist zu Beginn dieser Schreibpraxis zur Ruhe kommen, indem Sie Ihre Aufmerksamkeit einen Moment lang auf den natürlichen Rhythmus Ihres Atmens richten. Sobald Sie sich etwas gesammelt fühlen, können Sie die folgenden Fragen jeweils durchlesen, leise in Ihren Körper hineinspüren und Ihre Antworten aufschreiben.

- *Wie fühle ich mich in diesem Augenblick?*
- *Was fühle ich gerade? Was für Empfindungen sind gerade in meinem Körper da? Sind es angenehme oder unangenehme?*
- *Wie sind die Empfindungen beschaffen? Verändern sich die Empfindungen von einem Augenblick zum nächsten?*
- *Was für Gedanken (Geschichten, Urteile, Erinnerungen, Fantasievorstellungen etc.) kommen bei mir auf, wenn ich die Empfindungen beobachte?*
- *Welche Emotionen kommen auf?*
- *Habe ich den Impuls, bestimmte Empfindungen automatisch abzuwehren oder aber zu begrüßen? Wenn ja, inwiefern?*

- *Welche Einsichten über mich selbst habe ich nach dieser Praxis des Hineinspürens in meinen Körper gewonnen?*
- *Und wie fühle ich mich jetzt, am Ende dieser Schreibpraxis?*

An jedem Tag …

- Machen Sie im Laufe des Tages immer einmal wieder einen „Mini-Body-Scan", indem Sie physisch und psychisch eine Pause einlegen und hineinspüren, wie es Ihrem Körper geht.
- Fangen Sie sich ab, wenn Ihr Verstand auf irgendwelche bestimmten Körperempfindungen blind reagiert, darüber Urteile abgibt oder Geschichten erfindet.

Zur Erinnerung

Durch das Hineinspüren in den Körper, wie es beim Body Scan kultiviert wird, schaffen Sie sich eine erste Möglichkeit, Ihren eigenen Körper zu verstehen, mit ihm Freundschaft zu schließen und ihn genau so zu akzeptieren, wie er in diesem Augenblick ist. Dadurch wird eine Annahme in breiterem Sinne möglich. Der Body Scan bietet Ihnen die Möglichkeit, sich bewusst zu werden, was an Ihrem Körper stimmt und gesund ist, und zu erkennen, dass nicht *alles* an Ihnen „defekt“ ist. Im Körper auftretende Empfindungen einfach als solche zu betrachten und ihre jeweilige Ausprägung und ihre Schwankungen zu beobachten, das verringert die Macht, die sie über uns haben.

Hier sind noch einige Tipps für den Body Scan: Versuchen Sie, mindestens viermal die Woche den Body Scan in irgendeiner Form durchzuführen. Nehmen Sie sich bei dieser Praxis Zeit. Es ist am besten, sich nicht anzutreiben, sondern jeden einzelnen Körperteil langsam und aufmerksam zu erkunden. Der vollständige Body Scan dauert etwa 45 Minuten. Wenn Sie nicht genügend Zeit oder Energie für den ganzen Body Scan haben, dann nehmen Sie sich nur einen bestimmten Teil Ihres Körpers vor, etwa die Gliedmaßen oder auch nur einen Arm oder eine Hand. Wenn Sie dazu neigen, während des Body Scans einzuschlafen, dann praktizieren Sie lieber zu einer Tageszeit, in der Sie mehr Energie haben, z. B. vormittags.

3

Nutzlose Gedanken und übermächtige Gefühle

Der, der alle Angst durchschaut,
wird immer in Sicherheit sein.

TAO TE KING

Nachdem Maggie viele Jahre lang HIV-positiv gewesen war, musste sie erleben, wie ihre Erkrankung in ein ernsteres Stadium überging, in dem Aids diagnostiziert wurde. Obwohl sie sich noch gut bewegen konnte und sich relativ wohlfühlte, spulte sich in Maggies Geist immer wieder derselbe Film ab: Sie stellte sich vor, wie sie vollkommen entkräftet und von anderen abhängig sein würde. Immer wenn dieses Bild vor ihrem geistigen Auge erschien, wurde sie von tiefer Niedergeschlagenheit, großer Angst vor der ungewissen Zukunft und Reue über die Vergangenheit übermannt. Dann zogen sich ihr die Brust und die Kehle zusammen und sie bekam Magenkrämpfe. Stundenlang lag sie wie ein Fötus zusammengerollt da, schluchzte und zitterte.

Maggies Erfahrung ist nicht ungewöhnlich für Menschen, die mit einer unheilbaren Erkrankung leben. Nutzlose Gedanken können sich jeden Moment ins geistige Geschehen einschleichen, völlig außer Kontrolle geraten und ein Eigenleben annehmen. Sie können das Leben dieser

Menschen auf Kosten des Wohlbefindens völlig vereinnahmen und dazu führen, dass kostbare Zeit vergeudet wird. Sich solcher Gedanken und ihrer heimtückischen Auswirkungen auf das emotionale und physische Befinden bewusst zu werden, ist der erste Schritt, um ihre Macht zu verringern.

Nutzlose Gedanken

Es ist ganz normal, dass man im Leben über die Vergangenheit nachgrübelt oder Pläne für die Zukunft schmiedet. Der Verstand tut das ganz automatisch: Man ist sich vielleicht gar nicht bewusst, worüber man nachdenkt, was man dabei macht oder wie man sich fühlt, wenn man von den eigenen Gedanken mitgerissen wird. Manche Gedanken können zwar hilfreich sein, indem sie einem den Anstoß geben, tätig zu werden und Vorkehrungen zu treffen oder sich einen inneren Rahmen für die gegenwärtigen Erfahrungen zu schaffen. Es ist jedoch ganz wichtig, zu erkennen, dass es auch Denkformen gibt, die dazu führen können, dass es einem schlechter geht. Einige weitverbreitete Kategorien von *nutzlosen Gedankenformen* sind folgende: wenn man in der Vergangenheit festhängt, sich ständig

Sorgen macht, ganz bestimmte Erwartungen hegt und sich auf die Erwartungen und Reaktionen anderer konzentriert. Derartige Gedanken sind problematisch, weil sie einen überwältigen und auszehren können und wertvolle Zeit in Anspruch nehmen. Sie hindern einen daran, in der Gegenwart Zufriedenheit zu finden und voll zu leben.

In der Vergangenheit festhängen

Zwei übliche Arten, wie man innerlich in der Vergangenheit verharrt, bestehen darin, dass man an der „guten alten Zeit“ festhält und dass man bestimmten Dingen nachtrauert. Doch wenn man sich nur noch mit Erinnerungen an die Zeiten beschäftigt, als man jünger, gesünder und kräftiger war, fühlt man sich mit dem gegenwärtigen Zustand, dem eigenen Körper und den jetzigen Lebensumständen nicht mehr wohl. Die ständige Sehnsucht nach dem Leben, das man einst hatte, trennt einen von dem ab, was im Jetzt geschieht, und macht es noch schwerer, mit dem gegenwärtigen Zustand Frieden zu schließen und ihn zu akzeptieren. Vielleicht weint man auch Dingen nach, die man getan hat oder die man versäumt hat. Doch während Reuegefühle auch zu positivem

Handeln führen können, zum Beispiel, um eine zerbrochene Beziehung wieder zu reparieren, hält einen tatenloses Klagen nur davon ab, den *jetzigen* Augenblick so gut zu gestalten, wie man es könnte.

Jetzt innehalten: Denken Sie darüber nach, ob Sie oft Zeit damit verbringen, sich innerlich in der Vergangenheit aufzuhalten, entweder, indem Sie sich alte Zeiten zurückwünschen, oder, indem Sie Gefühle des Bedauerns und der Reue hegen.

Sich Sorgen machen

Wenn man mit einer unheilbaren Krankheit lebt, ist es ganz unvermeidlich, dass man darüber nachdenkt, wie die Krankheit wohl fortschreiten und das eigene Gefühlsleben und die eigenen Funktionen beeinträchtigen wird. Ebenso normal ist es, dass man darüber nachdenkt, was mit nahestehenden Menschen geschehen wird. Vielleicht überlegt man sich, wie die eigene Erfahrung sie beeinträchtigen wird, wenn man immer gebrechlicher wird und schließlich stirbt. Sorge zu tragen – wie etwa die elterliche Sorge um das Wohlergehen des Kindes –, und mit den Fakten, die einem bekannt sind, realistisch umzugehen, das kann extrem hilfreich sein. Es ermöglicht es einem, aktiv für die Zukunft vorzusorgen, Vorkehrungen zu treffen, die mit den eigenen Werten in Einklang stehen, und wichtige Gespräche einzuleiten. Sich Sorgen zu machen ist jedoch ein wenig anders. Das ist eine unbegründete und übersteigerte Spekulation über das, was *vielleicht* kommen wird. Dabei gerät man nur allzu oft ins Grübeln, führt sich das schlimmstmögliche Szenarium vor Augen oder gerät wegen Nebensächlichkeiten in übertriebene Aufregung.

Jetzt innehalten: Sinnen Sie einen Augenblick darüber nach, ob Sie sich Sorgen über die Zukunft machen und das, was vielleicht sein könnte, so sehr übertreiben, dass die Sorge nicht mehr durch die bekannten Fakten begründet ist.

Ihre Erwartungen

Trotz aller Planung und größter Bemühungen Ihrerseits ist es möglich, dass sich die Umstände nicht so entwickeln, wie Sie es sich vorgestellt haben.

Das liegt daran, dass viele Faktoren beeinflussen, wie sich Dinge entfalten, und dass etliche davon nicht in Ihrer Hand liegen. So hätten Sie zum Beispiel erwartet, dass Ihre Familie Sie zu allen Zeiten unterstützt, doch das ist nicht der Fall. Oder Sie sind vielleicht dem Behandlungsplan eifrig gefolgt, und doch verschlechtert sich Ihr Befinden weiter. Es ist ganz vernünftig, gewisse Erwartungen zu hegen, was sein wird, insbesondere wenn Sie sich gewissenhaft um Ihre Situation gekümmert haben. Nichtsdestotrotz werden diese Gedanken hinderlich und führen zu Enttäuschung, Entmutigung und Verzweiflung, wenn Sie nicht in der Lage sind, Entwicklungen zu akzeptieren, die von dem abweichen, was Sie sich vorgestellt haben.

Jetzt innehalten: Reflektieren Sie jetzt darüber, ob Sie große Schwierigkeiten hatten, als sich etwas anders entwickelt hat, als Sie es erwartet haben.

Sich auf die Erwartungen und Reaktionen anderer fixieren

In ähnlicher Weise mögen auch andere Menschen bestimmte Erwartungen an Sie selbst haben. Vielleicht fällt es diesen Menschen schwer, Ihre Entscheidungen und Schritte zu akzeptieren, oder sie sind erschüttert, wenn sich bei Ihnen etwas anders entwickelt, als sie es gerne hätten. Möglicherweise reagieren diese anderen heftig und verstört, was wiederum Sie selbst verunsichert. Vielleicht geben Sie sich sogar selbst die Schuld an den Reaktionen der anderen, und solche selbstkritischen Gedanken können Sie innerlich aushöhlen. Wie bei der Fürsorge gegenüber der Sorge ist es auch hier angemessen, auf die Erwartungen anderer Rücksicht zu nehmen. Wenn man jedoch nur noch auf die Erwartungen und Reaktionen anderer fixiert ist, kann man leicht das innere Gleichgewicht und das eigene Identitätsgefühl verlieren. Im Grunde vergeudet man wertvolle Zeit, weil man davon abgehalten wird, gut für die eigenen Bedürfnisse zu sorgen und auf eine stärkende, nährende Art und Weise leben zu können.

Jetzt innehalten: Denken Sie einen Augenblick lang darüber nach, wie sich die Erwartungen anderer und deren Reaktionen auf das, was mit Ihnen geschieht, auf Sie selbst auswirken.

Übermächtige Gefühle

Emotionen bringen Fülle in unsere Erfahrungen, ob sie uns nun aufbauen oder niederdrücken. Unsere Gefühlswelt reagiert darauf, was wir gerade denken, wie wir uns körperlich fühlen und wie unsere Umstände beschaffen sind. Manche Gefühle haben positive, nützliche Eigenschaften, die den inneren Frieden oder die selbstlose Fürsorge für andere fördern, zum Beispiel das Gefühl von Glück oder von Liebe zu einem anderen Menschen. Andere Emotionen haben negative, zerstörerische Seiten, die den Geist aufwühlen oder andere verletzen, zum Beispiel die Angst oder die Wut. Es ist gesund, mit den eigenen Gefühlen in Kontakt zu sein und sie konstruktiv zum Ausdruck zu bringen, aber man sollte sich nicht zu sehr mit ihnen identifizieren. Wenn man sich übermäßig mit Emotionen identifiziert, können sie einen überschwemmen wie eine mächtige Flutwelle und einen sogar lähmen, umwerfen oder ertränken. Es ist dann, als seien die Emotionen eins geworden mit einem selbst. Dann fällt es einem schwer, noch klar zu denken, andere Gemütszustände zu erleben oder wahrzunehmen, was um einen herum geschieht. Drei ganz besonders schwierige Emotionen für Menschen mit einer ernsten Erkrankung sind Angst, Traurigkeit und Wut.

Angst

Angst kann heißen, sich vor dem Unbekannten zu fürchten: Wie wird es sein, wenn ich kränker werde? Wie werde ich sterben? Was wird mit mir passieren, wenn ich sterbe? Ganz gleich, wovor man sich fürchtet, Angst kann einen erstarren lassen oder in die Flucht schlagen, so dass man vor dem Leben im Hier und Jetzt wegläuft.

Jetzt innehalten: Sinnen Sie einen Augenblick lang darüber nach, ob Sie Angst verspüren, und wenn ja, dann betrachten Sie, wovor Sie Angst haben.

Traurigkeit

Traurigkeit geht mit einem schweren Herzen einher. Sie wird verursacht durch ein Gefühl von unerfüllter Sehnsucht und von tatsächlichen oder bereits vorweggenommenen Verlusten, wie etwa dem Verlust von Eigenständigkeit oder dem Verlassen-Müssen von Angehörigen. Traurigkeit kann sich wie ein Schatten über unsere Tage legen, so dass Licht, Klarheit und Freude nur noch schwer zu uns durchdringen.

Jetzt innehalten: Denken Sie einen Augenblick lang darüber nach, ob Sie Traurigkeit empfinden, und wenn ja, versuchen Sie zu erkennen, was Sie so traurig macht.

Wut

Wut wird durch eine Bedrohung für das Selbst oder das Ego ausgelöst und geht mit dem Gefühl einher, angegriffen oder verletzt zu werden und sich verteidigen zu müssen. Wut kann zu Hass, Verbitterung, Groll oder Feindseligkeit führen.

Ganz gleich, ob sich die Wut gegen einen selbst oder gegen andere richtet, sie kann einen innerlich zerreißen und von anderen Menschen trennen.

Jetzt innehalten: Denken Sie nun einen Augenblick lang darüber nach, ob Sie Wut empfinden, und wenn ja, überlegen Sie sich, was dazu führt, dass Sie so wütend sind.

Wie Gedanken, Gefühle und körperliche Empfindungen miteinander verknüpft sind

Wenn Sie einmal darauf achten, werden Sie feststellen, dass das, was Sie denken, darauf Einfluss hat, wie Sie sich emotional fühlen und wie sich Ihr Körper fühlt. Ihr Gefühlszustand (Ihre Stimmung) kann gleichermaßen eine ganze Lawine von Gedanken und von körperlichen Empfindungen auslösen. Wie Sie sich körperlich fühlen, das wiederum kann bestimmte Gedanken und Emotionen aufkommen lassen, zum Beispiel, wenn man irgendwo im Körper einen Schmerz verspürt und daraufhin automatisch denkt, die Krankheit sei weiter fortgeschritten, was einen wiederum sehr niedergeschlagen macht.

Um diese Verknüpfungen noch weiter zu verdeutlichen, wollen wir uns innerlich etwas vor Augen führen, das für uns sehr erfreulich ist oder war, wie den Anblick eines lächelnden Babys oder eines herrlichen Sonnenuntergangs. Nehmen Sie wahr, wie Sie sich fühlen. Wie ist Ihre Stimmung? Glücklich vielleicht? Wie fühlt sich Ihr Körper an? Vielleicht mit neuer Energie erfüllt oder entspannt?

Der Grund für diese Verbindung zwischen unseren Gedanken, Gefühlen und körperlichen Empfindungen ist der, dass die Schaltkreise in unserem Gehirn eng mit dem restlichen Körper verbunden und auch in diesen integriert sind. Der denkende Teil des Gehirns (der *Kortex*) und der für die Emotionen zuständige Teil des Gehirns (das *limbische System*) verständigen sich unablässig miteinander. Zudem ist das Gehirn auch anatomisch durch Nerven- und Blutbahnen mit dem restlichen Körper verknüpft, so dass Gedanken und Emotionen das Körperempfinden beeinflussen und umgekehrt. Das Fazit lautet, dass zwischen unseren Gedanken, Gefühlen und Körperempfindungen und -funktionen ein dynamisches Zusammenspiel herrscht. Es leuchtet also ein, dass man, wenn man seine Gedanken bändigt, dafür sorgen kann, dass die Gefühle weniger überwältigend werden, dass man sich auf längere Sicht körperlich besser fühlt und dass sich das allgemeine Gefühl von Wohlbefinden steigert.

Die Fessel von störenden Gedanken und Gefühlen lockern

Störende Gedanken und Gefühle können große Macht über uns erlangen. Wenn wir zulassen, dass sie uns fest im Griff haben, werden sie uns erschüttern und zermürben. Um ihren Griff zu lösen und ihre Macht einzudämmen, ist es notwendig, die Wurzel unserer Gedanken und Gefühle zu erkennen und zu lernen, sie einfach nur zu beobachten und uns nicht allzu sehr mit ihnen zu identifizieren.

Wir alle haben schon Widrigkeiten in unserem Leben erlebt. Manche davon erschienen recht bedrohlich. Doch wenn wir nun zurückblicken, machen sie uns keine Angst mehr, weil es uns der zeitliche Abstand ermöglicht, sie objektiver zu betrachten.

Reines Beobachten

Gedanken und Emotionen sind innere Geschehnisse, die kommen und gehen. Sie sind nicht greifbarer als Wolken am Himmel. Man kann eine Wolke zwar sehen, aber wenn man versucht, sie zu fassen, greifen die Hände ins Leere. Gedanken und Emotionen sind ebenso wenig von fester Gestalt.

Ein wichtiger Schritt, um sich nicht in Gedanken oder Gefühlen zu verstricken, besteht darin, ein unparteiischer Zeuge zu sein, der ihr Kommen und Gehen beobachtet, als seien es vorbeiziehende Wolken. Das reine Beobachten schafft Abstand, so dass diese inneren Zustände einen nicht mehr so leicht vereinnahmen können. Es schafft auch Verständnis, so dass man ihre Ursachen und ihre Folgen besser erkennen kann.

Wie schon beschrieben, treten Gedanken und Gefühle häufig im Tandem auf und können einander verstärken oder abschwächen. In seinem Buch *„Meditation"* vergleicht der buddhistische Mönch und Mikrobiologe Matthieu Ricard die Emotion der Wut mit einem Feuer in einem Kamin (Ricard, 2010). Wenn man das Feuer einfach nur beobachtet, dessen Eigenschaften wie Wärme, Farben und Licht wahrnimmt und kein Holz mehr dazulegt, wird das Feuer herunterbrennen und schließlich ganz verlöschen. Das Feuer steht für die Emotionen (in diesem Falle die Wut), und das Holz steht für die Gedanken, die der Emotion den Brennstoff liefern (etwa wenn jemand gedanklich immer wieder die Geschichte durchspielt, dass ihm jemand Unrecht getan hat). Wenn man die Geschichte oder die Erinnerungen aufhören lässt, dann wird auch die Emotion allmählich nachlassen und schließlich verschwinden.

Die eigenen Gedanken und Gefühle benennen

Eine weitere Möglichkeit, wie man problematische Gedanken und Gefühle besser loslassen kann, besteht darin, sie als solche zu identifizieren und ihnen einen Namen zu geben, zum Beispiel „Erinnerung", „Plan", „Sorge" oder „Vorstellung". Nur allzu oft möchte man sein mentales oder emotionales Erleben verdrängen oder unterdrücken. Dem Psychiater und Autor Dan Siegel zufolge muss man es jedoch „benennen, um es zu bändigen" (Boyce, 2011). Dieser Ansatz, beunruhigende Gedanken und Gefühle mit einem Namen oder einem Etikett zu versehen, wird auch durch Forschungen bestätigt

(Creswell et al., 2007). Das hilft einem, aus den eingefahrenen Spuren des Grübelns herauszukommen.

Gedanken umlenken oder ihnen entgegenwirken

Es ist auch möglich, die eigene Aufmerksamkeit bewusst auf etwas Neutrales oder Positives umzulenken, oder man kann besorgniserregenden Gedanken heilsame Bilder oder gute Wünsche für sich selbst und für andere entgegenstellen. Diese Vorgehensweise kann besonders dann hilfreich sein, wenn es zu unangenehm oder zu verstörend ist, die Gedanken oder Emotionen zu beobachten, die einen anfechten. Wenn Sie sich beispielsweise Sorgen darüber machen, was geschehen könnte, und Sie Angst empfinden, dann können Sie Ihre Aufmerksamkeit umlenken auf irgendetwas, das direkt vor Ihnen liegt – Sie können etwa den Blick aus dem Fenster und zum Himmel hinauf richten. Oder, wenn Sie daran denken, dass Sie von jemandem verletzt worden sind, und sich traurig oder wütend fühlen, so können Sie sich innerlich vor Augen führen, dass Sie beide verwundet sind, dann im Stillen über gute Wünsche für Heilung und Liebe für Sie beide hegen.

Nicht-Urteilen

Zum Erwachsenwerden gehört es, kritisch und analytisch denken zu lernen. Unser Verstand ist darauf konditioniert, zu urteilen, das heißt, ganz automatisch bewerten wir unsere eigenen Erfahrungen und die Erfahrungen anderer, ohne dass es uns bewusst wäre. Das Urteilen geschieht einfach wie ein Reflex, und es geschieht den ganzen Tag lang, andauernd. Das Urteilen kann unsere Fähigkeit zur Objektivität beeinträchtigen, und es kann uns daran hindern, vollständig wahrzunehmen, was tatsächlich geschieht.

Der Schlüssel zum Nicht-Urteilen liegt darin, dass man lernt, ein unvoreingenommener Beobachter oder Zeuge der eigenen Gedanken und Erfahrungen zu sein. Bei den folgenden Praktiken sollen Sie Gedanken einfach als Gedanken und Geschehnisse einfach als Geschehnisse wahrnehmen. Ganz wichtig ist auch, dass Sie nicht über das Urteilen urteilen, das heißt, dass Sie sich nicht kritisieren, wenn Sie sich beim Urteilen erwischen.

- Meditationspraxis -

Gedanken beobachten

- Kommen Sie in einer bequemen Position zur Ruhe, entweder im Liegen oder im Sitzen, und nehmen Sie die Empfindungen beim Atmen wahr, wie in den vorhergehenden Kapiteln beschrieben. Beobachten Sie einfach den natürlichen Rhythmus des Ein- und Ausatmens.
- Wenn Sie merken, dass Sie von der Wahrnehmung des Atmens abgeschweift und ins Denken geraten sind, dann richten Sie Ihre Aufmerksamkeit auf das Gedachte.

  » Beobachten Sie, was Sie gedacht haben und welche Geschichte sich in Ihrem Geist abspielt.

  » Versuchen Sie, es wie ein neutraler, jedoch interessierter Zuschauer zu beobachten, so als ob Sie sich einen Film ansehen würden. Oder stellen Sie sich eine Glasscheibe vor, die Sie und Ihre Gedanken voneinander trennt.

  » Beschreiben Sie das, was Sie sehen (d. h., worüber Sie gerade nachdenken). Wen und was sehen Sie? Was spielt sich ab?

  » Benennen Sie den Gedanken: eine „Erinnerung", ein „Plan", eine „Fantasievorstellung", ein „Zufallsgedanke" oder irgendeine andere Form von Gedanken.

» Beobachten Sie den Gedanken, wie er aus Ihrem Geist entschwindet wie eine Wolke, die am Himmel zieht und aus Ihrem Wahrnehmungsfeld verschwindet.

- Kehren Sie mit Ihrer Aufmerksamkeit wieder zu den Empfindungen beim Atmen zurück.
- Wenn Sie sich erneut dabei erwischen, wie Sie sich in gedankenverloren haben, richten Sie Ihre Aufmerksamkeit wieder auf das Gedachte und gehen Sie in der gerade beschriebenen Reihenfolge vor: Nehmen Sie den Gedanken zur Kenntnis, beobachten Sie ihn, beschreiben Sie ihn und benennen Sie ihn. Kehren Sie dann zum Erfahren des Atmens zurück.

- Besinnen und Schreiben -

Denken und Fühlen

- Machen Sie sich bereit zu schreiben und halten Sie noch einen Moment lang inne, um wahrzunehmen, welche Gedanken Ihnen in den Sinn kommen. Gedanken können sehr schlicht und oberflächlich sein, wie etwa „Dieser Stuhl ist ganz bequem“, oder tiefer gehend, wie etwa „Ich mache mir Sorgen um meinen Sohn“.
- Woran auch immer Sie in diesem Augenblick denken mögen, fangen Sie einfach an, es aufzuschreiben. Schreiben Sie drei bis fünf Minuten lang alles auf, was Ihnen durch den Kopf geht. Sie können über denselben Gedanken weiterschreiben, mit dem Sie angefangen haben, oder über neue Gedanken, die mit ihm zusammenhängen können oder auch nicht. Hören Sie nach einigen Minuten auf zu schreiben und halten Sie einfach inne.
- Nehmen Sie wahr, welche Emotionen Sie gerade empfinden. Sie könnten zum Beispiel Glück, Traurigkeit oder Gleichgültigkeit (wenn Sie keine besonderen Gefühle haben) wahrnehmen. Schreiben Sie einige Minuten lang über die Gefühle, die Sie gerade empfinden.

Hören Sie auf zu schreiben und besinnen Sie sich wiederum.

- Spüren Sie in Ihren Körper hinein (wie es im vorhergehenden Kapitel beschrieben wurde) und nehmen Sie alle körperlichen Empfindungen wahr, die Sie spüren (wenn Sie welche spüren). Schreiben Sie dann einige Minuten lang über diese körperlichen Empfindungen und über Ihr körperliches Gefühl im Allgemeinen (ob Sie sich ruhig, angespannt, entspannt usw. fühlen).
- Betrachten Sie schließlich, welche neuen Einsichten Sie möglicherweise über Ihre Gedanken, Gefühle und körperlichen Empfindungen gewonnen haben. Wenn Sie möchten, können Sie sich noch einige Minuten Zeit nehmen, um aufzuschreiben, was Sie durch diese Schreibpraxis Neues über sich selbst erfahren haben.

An jedem Tag ...

Halten Sie immer wieder einmal inne und werden Sie sich bewusst, woran Sie gerade denken. Nehmen Sie wahr, wie sich die Gedanken eventuell auf Ihre Emotionen und Ihren Körper auswirken.

Zur Erinnerung

Nutzlose Gedanken und übermächtige Emotionen können Macht über Sie erlangen, Ihr Wohlbefinden einschränken und kostbare Zeit und Energie verschlingen. Worüber Sie nachdenken, hat einen Einfluss darauf, wie Sie sich fühlen, sowohl emotional als auch körperlich. Aber wenn Sie lernen, Ihre Gedanken als solche zu erkennen und zu beobachten, ohne sich allzu sehr mit ihnen zu identifizieren, werden die Gedanken an Macht verlieren, und Ausgeglichenheit kann Einzug in Ihr Leben halten.

4

Horchen und Schauen: Innen und außen

Die wahre Entdeckungsreise besteht nicht darin, dass man neue Länder sucht, sondern dass man neue Augen hat.

MARCEL PROUST,
DIE GEFANGENE

Es kommt häufig vor, dass man infolge seiner Erkrankung das Gefühl hat, die Welt sei zusammengeschrumpft, kleiner und enger geworden. Vielleicht verbringt man weniger Zeit im Freien und mehr Zeit in der Wohnung oder im Krankenhaus. Selbst wenn man aufstehen und hinausgehen kann, ist man vielleicht so beschäftigt mit der eigenen inneren Welt – dem eigenen Körper und den eigenen Gedanken –, dass man die unmittelbare Welt um einen herum, innerhalb und außerhalb des Wohnbereichs, gar nicht mehr richtig wahrnimmt. Oder man blendet bewusst aus, was um einen herum ist, weil einem nicht gefällt, wo man sich befindet, und man sich tief im Innern wünscht, woanders zu sein.

Viele Jahre lang habe ich mit Menschen mit einer schweren Erkrankung gearbeitet, auch mit Krebspatienten, die sich einer Knochenmarkstransplantation unterzogen haben. Als Krankenschwester und Forscherin auf der Station für Knochenmarkstransplantation habe ich die Mühsal dieser Patienten mit angesehen, die drei Wochen lang oder länger unter Isolationsvorkehrungen im Krankenhaus liegen müssen. Im Allgemeinen wollen diese Menschen nicht im Krankenhaus sein, schon gar nicht so lange. Zusätzlich zu der Tatsache, dass sie sich nicht gut fühlen und von ihren Liebsten getrennt sind, empfinden sie es schlicht und einfach als unangenehmen Aufenthaltsort, trotz aller guten Absichten des Klinikpersonals. Das Krankenhausumfeld ist voller piepsender Geräte, ständiger Störungen zu allen möglichen Tages- und Nachtzeiten, ekelhafter und steriler Krankenhausgerüche und einem unbequemen Bett. Ein solches Umfeld wochenlang auszuhalten ist für jeden schwer.

In Anbetracht dieser Unannehmlichkeiten haben meine Kollegen und ich Achtsamkeitspraktiken für Krankenhauspatienten entwickelt und eingeführt. Eine bestimmte Praxis, die wir als besonders hilfreich empfinden, betrifft die Achtsamkeit des Hörens und Sehens. Jeder, der sich im Körper eingesperrt fühlt oder auf ein enges Lebensumfeld beschränkt ist, kann von dieser Praxis profitieren, bei der bewusst auf das Hören und das Sehen geachtet wird. Wie die anderen Aufmerksamkeitspraktiken, die bereits vorgestellt wurden, fördert auch diese Übung ein gefestigtes Inneres.

Sie begünstigt aber auch ein Gefühl von größerer Weite und die Annahme und Wertschätzung der unmittelbaren Umgebung sowie die Verbundenheit mit der Außenwelt.

Bewusstes Hören

Zu jedem beliebigen Zeitpunkt gibt es in unserer Umgebung zahlreiche unterschiedliche Geräusche. Allerdings nehmen wir in der Regel nur ein oder zwei der lautesten oder auffälligsten davon wahr. Und selbst bei jenen Geräuschen, die wir ganz offensichtlich hören, zum Beispiel wenn jemand mit uns redet, sind wir uns höchstwahrscheinlich gar nicht richtig bewusst, wie diese Geräusche eigentlich beschaffen sind, wie sie in unserem Körper nachschwingen oder wie sie sich auf unsere Stimmung auswirken.

Wenn wir nun das bewusste Hören erkunden, sollten Sie sich einmal folgende Fragen stellen: Wie ist Ihr Verhältnis zu Geräuschen? Sind Sie ein auditiver Lerntyp, das heißt, lernen Sie am besten, wenn Sie etwas hören? Mögen Sie es, wenn viele Geräusche gleichzeitig um Sie herum tönen, oder bevorzugen Sie die Stille? Gibt es Zeiten, in denen

Sie es laut mögen, und andere Zeiten, wenn Ihnen Stille angenehmer ist? Wie wirken sich unterschiedliche Klänge auf Ihre Emotionen und auf Ihr körperliches Empfinden aus? Welche Geräusche sind für Sie tröstlich? Wie wissen Sie, dass Sie sich gut dabei fühlen – wo in Ihrem Körper merken Sie es? Und umgekehrt, welche Geräusche wirken unangenehm auf Sie? Was ist daran das Unangenehme, und wo in Ihrem Körper spüren Sie es? Welche Gedanken kommen Ihnen in der Regel (z. B. Erinnerungen, Fantasien oder Bilder), wenn Sie bestimmte Geräusche hören? Haben Sie Schwierigkeiten beim Hören, sind Sie überempfindlich gegenüber Geräuschen oder haben Sie Tinnitus? Wenn ja, welche Gefühle kommen bei Ihnen auf, wenn Sie an Ihre Hörprobleme denken oder sich mit ihnen auseinandersetzen?

Reflektieren Sie einen Moment lang über all die verschiedenen Geräusche, die zu diesem Zeitpunkt gleichzeitig um Sie herum auftreten: die Geräusche im Zimmer, in dem Sie sich befinden, die Geräusche im Haus und die Geräusche im Freien. Im Inneren des Gebäudes hören Sie vielleicht Stimmen, Gelächter, Schritte, Wasserrauschen, Musik oder elektronische Geräte, um nur ein paar Geräusche aufzuzählen. Oder, wenn Sie genauer hinhören, vernehmen Sie vielleicht das Ticken einer Uhr, das Schnurren einer Katze oder das vibrierende Summen der Heizung oder der Klimaanlage. Von draußen könnten Geräusche kommen von Regentropfen, Wind, vorbeifahrenden Autos, bellenden Hunden, zwitschernden Vögeln oder zirpenden Grillen.

Die Geräusche, die in jedem beliebigen Moment für Sie vernehmbar sind, können sehr zahlreich sein. Sie haben die Fähigkeit, Ihr bewusstes Wahrnehmungsfeld auf ein großes Spektrum unterschiedlicher Geräusche auszuweiten. Sie können die unterschiedlichen Geräusche um Sie herum wahrnehmen und sich auf bestimmte Geräusche konzentrieren, die für Sie angenehm sind und positiv auf Ihr Gefühl wirken. Das kann der sanfte Klang von Regentropfen auf dem Dach sein, die Ihre Sorgen fortspülen, oder das stete Ticken einer Uhr, das Sie in Ihre Mitte bringt. Es kann ein Geräusch sein, das Sie vorher noch nie richtig wahrgenommen haben oder von dem Sie noch nicht bewusst bemerkt haben, wie es auf Sie wirkt. Durch Ihre Achtsamkeit können Sie nun feststellen, dass gewisse Geräusche und Klänge Sie fröhlich, frisch oder entspannt stimmen, während Sie sich bei anderen Geräuschen angespannt, niedergeschlagen oder erregt fühlen. Die Praxis der Achtsamkeit auf Geräusche erdet Sie durch den Sinn des Hörens in Ihren unmittelbaren Erfahrungen im gegenwärtigen Augenblick. Sie hilft Ihnen, zwischen den unterschiedlichen Klängen und Geräuschen zu unterscheiden, die in jedem beliebigen Moment für Sie vernehmbar sind und bei denen Sie sich unterschiedlich fühlen. Sie können folglich Ihre Aufmerksamkeit ganz bewusst auf solche Töne lenken, die ein Gefühl von Wohlbefinden hervorrufen, und Sie können sich von Geräuschen abwenden oder sie ausblenden, die Unbehagen erzeugen.

- Meditationspraxis -

Nach innen und nach außen horchen

- Sitzen oder liegen Sie bequem und lenken Sie die Aufmerksamkeit auf Ihren Brust- und Bauchraum, die sich bei jeder Einatmung ausdehnen und bei jeder Ausatmung senken.
- Lenken Sie, sobald Sie geistig und körperlich zur Ruhe gekommen sind, Ihre Aufmerksam-

keit von Ihrer Atmung auf die Wahrnehmung von Geräuschen. Wenn Sie wollen, können Sie die Augen schließen. Dadurch fällt es Ihnen möglicherweise leichter, auf die Geräuschwelt zu achten.

- Gehen Sie Ihr Hörfeld auf Geräusche durch, die in Ihrer Nähe innerhalb des Zimmers auftreten. Stellen Sie fest, welche Geräusche sofort Ihre Aufmerksamkeit auf sich ziehen.
- Versuchen Sie, sich nun auf ein Geräusch allein zu konzentrieren.

  » Nehmen Sie die Eigenschaften dieses Geräusches wahr: welchen Klang, welche Tonhöhe, welche Lautstärke und welchen Rhythmus es hat.

  » Spüren Sie, während Sie dem Geräusch lauschen, in Ihren Körper hinein und stellen Sie fest, ob das Geräusch in Ihrem Körper eine Schwingung erzeugt; wenn ja, wo spüren Sie sie?

  » Nehmen Sie Gedanken oder Gefühle wahr, die möglicherweise aufkommen, während Sie auf das Geräusch achten. Nehmen Sie wahr, ob Sie sich von einer Geschichte forttragen lassen, die dieses Geräusch umgibt. Wenn das geschieht, erkennen Sie einfach an, dass Ihre

Gedanken abgeschweift sind, und kommen Sie zur Wahrnehmung des Geräusches und seiner Eigenschaften zurück.

» Lenken Sie, wenn Sie dazu bereit sind, Ihre Aufmerksamkeit auf ein anderes Geräusch in Ihrer Nähe. Nehmen Sie wahr, welche Eigenschaften dieses Geräusch hat, wo Sie es in Ihrem Körper spüren und ob damit zusammenhängende Gedanken und Gefühle auftauchen.

- Erkunden Sie auf diese Weise alle Geräusche in Ihrer unmittelbaren Umgebung.
- Weiten Sie Ihr Bewusstseinsfeld dann auf andere Geräusche innerhalb des Gebäudes aus. Nehmen Sie all die unterschiedlichen Geräusche dort wahr: Stimmen, Schritte, Töne von Geräten oder Apparaten, Musik, Tiere etc. Welche unterschiedlichen Geräusche können Sie jetzt im Moment von dort hören?

» Wie klingen die unterschiedlichen Geräusche?

» Nehmen Sie wahr, was Ihr Körper empfindet, während Sie die unterschiedlichen Geräusche hören.

» Nehmen Sie Ihre Gedanken und Gefühle wahr, während Sie den unterschiedlichen Geräuschen innerhalb des Hauses oder Gebäudes lauschen.

- Wenn Sie die verschiedenen Geräusche innerhalb des Gebäudes gründlich erkundet haben, können Sie Ihr bewusstes Hören nun auf die Geräusche von außerhalb des Hauses ausweiten. Nehmen Sie die unterschiedlichen Arten von Geräuschen draußen wahr, wie das Prasseln von Regentropfen oder das Rauschen des Windes, unterschiedliche Verkehrsmittel wie Autos, Lastwagen, Züge und Flugzeuge, Leute, die sich unterhalten, bellende Hunde, zwitschernde Vögel usw. Vielleicht ist es auch sehr ruhig, und Sie meinen, gar nichts zu hören. Werden Sie ganz still und erlauben Sie sich, wirklich auch ganz unterschwellige Geräusche oder die Abwesenheit von Geräuschen wahrzunehmen.

» Versuchen Sie, sich nicht von den Geschichten um die Geräusche herum oder von dem, was diese Geräusche vielleicht bedeuten könnten, einfangen zu lassen, sondern vernehmen Sie die Geräusche einfach nur in ihrer reinen Essenz.

» Nehmen Sie wahr, wie die Geräusche auf Ihren Körper wirken, oder dass sie nicht auf ihn wirken.

» Nehmen Sie Gedanken wahr, etwa Erinnerungen, Pläne oder Vorstellungen, die in Folge bestimmter Geräusche aufkommen mögen.

» Nehmen Sie Gefühle wahr, die in Folge bestimmter Geräusche emporkommen.

» Versuchen Sie, mit Ihrer Aufmerksamkeit ganz bei den Geräuscheigenschaften, den Veränderungen der Geräusche vom einen Augenblick zum nächsten und der Stille zwischen den Geräuschen zu bleiben.

- Wenn Sie all die verschiedenen Geräusche im Freien erkundet haben, können Sie einfach etwas zur Ruhe kommen und nachspüren, wie Sie sich jetzt fühlen.

- Besinnen und Schreiben -

Was höre ich?

- Lassen Sie Ihren Geist und Ihren Körper zur Ruhe kommen.
- Schließen Sie die Augen und achten Sie auf die Geräusche, die Sie hören.
- Schreiben Sie nun über Ihre Erfahrung der Achtsamkeit auf Geräusche. Versuchen Sie, sich auf ein Geräusch nach dem anderen zu konzentrieren.

» Konzentrieren Sie sich auf die Eigenschaften des Geräusches: den Klang, die Tonhöhe, die Lautstärke und den Rhythmus.

» Stellen Sie fest, ob das Geräusch in Ihrem Körper einen Widerhall erzeugt. Wo spüren Sie den Widerhall?

» Registrieren Sie jegliche Gedanken (auch Geschichten oder Erinnerungen), die in Folge des gehörten Geräusches bei Ihnen aufkommen.

Bewusstes Sehen

Die Fähigkeit, unser Bewusstsein wahrnehmend zu erweitern, geht über das Hören natürlich hinaus. Sie betrifft auch noch weitere Sinne einschließlich des Sehsinns. Üblicherweise hat man nur ein enges Blickfeld und registriert mit dem Auge nicht all das, was vor einem liegt. Vielleicht sehen Sie auch nur das, wonach Sie Ausschau halten oder was Sie zu sehen hoffen, und übersehen dadurch manch eine Überraschung oder einen verborgenen Schatz. Oder vielleicht erfassen Sie nur einen engen Ausschnitt dessen, was Sie ansehen, und verpassen das „größere Gesamtbild", das vor Ihnen liegt. Oder aber Sie hegen eine ganz bestimmte Vorstellung oder ein gedankliches Konstrukt von dem, was Sie sehen, anstatt wahrzunehmen, welche Eigenschaften es in Wirklichkeit hat.

Bedenken Sie die folgenden Fragen im Hinblick auf das Sehen, ebenso wie wir es bei der Erkundung unseres Hörsinns gemacht haben: Wie ist Ihr Verhältnis zum Sehen? Sind Sie ein visueller Lerntyp, d. h., lernen Sie am besten, indem Sie etwas vor Augen haben? Was fällt Ihnen an den Farben, am Licht, an den Schatten, den Formen und der Räumlichkeit besonders auf? Fühlen Sie sich, je nach Stimmungslage, zu bestimmten Seherfahrungen hingezogen? Wie wirkt sich das, was Sie sehen, auf Ihre Stimmung aus? Welche Farben, Lichtverhältnisse und räumlichen Elemente wirken beruhigend auf Sie? Wie merken Sie, dass diese positiv auf Sie wirken – wo in Ihrem Körper fühlen Sie es? Und andersherum, welche Bilder oder Anteile an Ihren visuellen Erfahrungen wirken nicht so angenehm auf Sie? Was genau ist es, was Ihnen daran missfällt, und wo in Ihrem Körper spüren Sie es? Was für Gedanken (Erinnerungen, Fantasievorstellungen oder fest gefügte Meinungen) treten beim Anblick bestimmter Dinge bei Ihnen auf? Haben Sie Schwierigkeiten beim Sehen? Wenn ja, was für Gefühle haben Sie, wenn Sie an Ihre Sehprobleme denken oder sich mit ihnen auseinandersetzen?

Die Vielfalt von Farben, Formen, Schattierungen, Licht- und Schattenverhältnissen, die in jedem beliebigen Augenblick in Ihr Gesichtsfeld treten können, ist schier unermesslich. Sie selbst können ganz bewusst Ihr visuelles Wahrnehmungsfeld durchgehen und entscheiden, ob Sie die Bandbreite des Sehens noch erweitern oder sich auf bestimmte Anblicke näher konzentrieren möchten. Sie können die Wahl treffen, solche Dinge bewusst wahrzunehmen, die Ihnen ein Gefühl von Lebendigkeit vermitteln oder die Sie mit Ihren eigenen Gefühlen in Kontakt bringen, z. B. weiße bauschige Wolken, die am weiten blauen Himmel ziehen; die dunklen, ehrlichen Augen Ihres Hundes oder Regentropfen, die sanft an der Fensterscheibe hinabgleiten. Oder Sie können sich eines Anblicks bewusst werden, der Ihnen bisher entgangen ist oder von dem Sie gar nicht wussten, wie er auf Sie wirkt. Wenn Sie darauf achten, was Sie sehen, können Sie feststellen, dass der Anblick bestimmter Dinge Sie fröhlich, frisch oder ruhig stimmt, während der Anblick anderer Dinge ein ängstliches, düsteres oder ärgerliches Gefühl bei Ihnen hervorruft. Sie werden auch erkennen, dass Sie Ihr Sehbewusstsein nach Belieben verlagern können.

In seinem Buch *Selfless Insight: Zen and the Meditative Transformations of Consciousness* beschreibt der Pionierneurologe James Austin, wie unterschiedliche Bereiche im Gehirn und im Körper aktiviert werden, je nachdem, wohin und worauf die Augen gerichtet sind. (In seinem Buch *Meditating Selflessly: Practical Neural Zen* [noch nicht veröffentlicht] wird dieses Thema noch ausführlicher behandelt.) Wenn man beispielsweise zu Boden oder nach vorne auf unbelebte Objekte schaut, tritt man aller Wahrscheinlichkeit nach in einen Geisteszustand ein, in dem man eher selbstbezogen und weitschweifig denkt. Wenn man die Augen hingegen ohne große Anstrengung nach oben wandern lässt, um die Blätter an den Bäumen, die Wolken oder die Sterne am Nachthimmel wahrzunehmen, ist man eher empfänglich; man fühlt sich offener und empfindet das auch eher im Körper so. Außerdem hat man in jüngsten Forschungen herausgefunden, dass Menschen, die ein Trauma erlitten haben, davon profitieren, wenn sie den Blick nach oben richten. In manchen Fällen wird es der Person, die nach oben schaut und dabei die traumatische Erfahrung revisualiert, möglich, die mit diesem Trauma verbundene emotionale Bürde aufzulösen (Austin, persönliche Mitteilung).

Jetzt innehalten: Experimentieren Sie ein wenig, indem Sie den Blick gezielt auf einen Gegenstand vor Ihnen oder auf dem Boden richten und dann eher empfänglich aus dem Fenster zu den Baumwipfeln und zum Himmel emporschauen. Spüren Sie, wenn Sie in unterschiedliche Richtungen blicken, nach innen und nehmen Sie wahr, wie sich Ihr Körper dabei fühlt.

- Meditationspraxis -

Nach drinnen und nach draußen schauen

- Setzen Sie sich so, dass Sie sich im Zimmer umschauen, aber auch aus dem Fenster oder der Tür nach draußen schauen können.
- Nehmen Sie eine bequeme Sitzposition ein. Sie können anfangs die Augen schließen und sich auf Ihren natürlichen Atemrhythmus einschwingen.
- Wenn Sie zur Ruhe gekommen sind, öffnen Sie die Augen wieder. Beginnen Sie, während Sie die Augen öffnen, Licht, Farben und Formen wahrzunehmen, ohne dabei den Kopf zu drehen.
- Gehen Sie mit Ihrem Blick sanft und langsam durch den Raum und nehmen Sie zuerst Farben wahr.

  » Registrieren Sie all die unterschiedlichen Farbtöne und Farbschattierungen.

  » Werden Sie sich bewusst, welches Gefühl Sie geistig und körperlich bei den unterschiedlichen Farben spüren.
- Lenken Sie Ihre Aufmerksamkeit nun auf das Spiel von Licht und Schatten.
- Achten Sie danach bewusst auf die unterschiedlichen Formen, die Sie sehen.

- Erlauben Sie sich, die Erfahrung des Wahrnehmens von Licht, Schatten und Formen wirklich tiefer werden zu lassen und darin zur Ruhe zu kommen. Was können Sie wahrnehmen?

  » Versuchen Sie, sich nicht in die Geschichten hineinziehen zu lassen, was die Bilder bedeuten oder darstellen könnten.

  » Versuchen Sie, nur bei der Wahrnehmung der sichtbaren Eigenschaften bzw. der Essenz dessen zu bleiben, was Sie gerade sehen.

- Richten Sie Ihre Aufmerksamkeit nun auf den freien Raum – den Zwischenraum zwischen den Gegenständen oder Räumlichkeiten – und nehmen Sie wahr, wie Sie körperlich und geistig fühlen, während Sie diese räumliche Wahrnehmung tiefer erkunden.

- Wenn Sie die Seherfahrung innerhalb des Zimmers gründlich ausgekostet haben, wenden Sie den Kopf und den Körper, um nach draußen zu schauen.

  » Lassen Sie den Blick durch Ihr Blickfeld im Freien wandern. Erkunden Sie Farben, Farbschattierungen, Licht und Schatten, Formen und Raum. Was nehmen Sie wahr?

» Was empfinden Sie im Körper, wenn Sie unterschiedliche Dinge im Freien ansehen?

» Kommen Ihnen irgendwelche Erinnerungen oder Pläne in den Sinn?

» Welche Emotionen spüren Sie, falls da welche sind?

» Wenn Sie feststellen, dass Sie gedanklich in eine ausschweifende Geschichte abdriften, dann erkennen Sie das neugierig an (etwa im Sinne von „Ach, ist das nicht interessant?“), und kehren Sie dann zum reinen Akt des Wahrnehmens von Farben, Licht, Formen etc. zurück.

» Versuchen Sie, diesen Vorgang ganz einfach zu halten.

- Wenn Sie sich draußen alles sehr gründlich und vollständig angeschaut haben, schließen Sie die Augen und gestatten Sie sich, einige Minuten lang einfach ruhig dazusitzen, und spüren Sie, wie Sie sich jetzt fühlen.

- Besinnen und Schreiben -

Was sehe ich?

- Lassen Sie Ihren Körper und Ihren Geist zur Ruhe kommen und schließen Sie für ein paar Momente die Augen oder lassen Sie sie mit einem auf nichts Bestimmtes gerichteten, sanften Blick geöffnet.
- Machen Sie die Augen auf oder verschärfen Sie Ihren Fokus, um wahrzunehmen, was Sie sehen. Sie können zum Beispiel den Blick zuerst in die Höhe richten.
- Schreiben Sie auf, was und wie Sie sehen.

» Nehmen Sie wahr, welche Eigenschaften das Gesehene hat: welche Farben oder Farbschattierungen, welche Licht- und Schattenverhältnisse, welche Formen und welche Räumlichkeit.

» Beschreiben Sie, was Sie in Ihrem Körper fühlen, wenn Sie das ansehen, was in Ihrem Blickfeld ist.

» Geben Sie auch jegliche Gedanken oder Gefühle wieder, die Sie haben, während Sie das ansehen, was in Ihrem Blickfeld ist.

Ein lebendiges, weites Bewusstsein

Wenn Sie die Fähigkeit entwickeln, mit Achtsamkeit zu hören und zu sehen, werden Sie bemerken, wie die Welt um Sie herum eine ganz neue Perspektive annimmt. Zwei Eigenschaften kommen zum Vorschein: Lebendigkeit und Weite. Als Gegenteil von Stumpfsinnigkeit entspricht die *Lebendigkeit* einem Tiefer- und Reicherwerden Ihrer Erfahrungen durch die Schärfung Ihrer Sinne. Das erzeugt ein Gefühl von pulsierender Anregung, was dazu führt, dass ganz gewöhnliche Erfahrungen eine größere Bedeutungsbreite bekommen. *Weite* ist das Gegenteil des Gefühls, eingeengt zu sein. Hier bezeichnet es ein Gefühl von Weite, die man erfährt, wenn man sich bewusst wird, wie viele Hör- und Seheindrücke einem in jedem beliebigen Moment zur Verfügung stehen. Sie können also das Gefühl, eingesperrt zu sein – wie eine Geisel den körperlichen Einschränkungen und Umständen unterworfen zu sein –, hinter sich lassen, und sich die unendlich vielen Möglichkeiten an Erfahrungen erschließen, die Ihnen in diesem Augenblick zur Verfügung stehen.

Julies Geschichte: Tickende Uhren, sich wiegende Äste

Julie, eine 46-jährige verheiratete Mutter von zwei kleinen Töchtern, hatte wiederkehrende Leukämie und musste zu einer umfangreichen Behandlung ins Krankenhaus, was vermutlich mehrere Wochen dauern würde. Julie vermisste ihre Familie und ihr Zuhause sehr. Es war ihr ganz und gar verhasst, im Krankenhaus sein zu müssen, und sie wollte während ihres ganzen Aufenthalts eigentlich nur noch schlafen. Die Monotonie ihres Tagesablaufs und das sterile weißgraue Krankenzimmer langweilten sie, und die ständigen Störungen gingen ihr auf die Nerven. Sie war so von der Sorge besessen, wie schlecht es ihr ging, dass Ängste und Geschichten über den schlimmstmöglichen Ausgang ihre Gedanken erfüllten. Immer wenn Julie auf die Uhr sah, geriet sie in Panik. Einerseits fand sie, dass die Zeiger sich nicht schnell genug bewegten, andererseits hatte sie Angst, dass ihr nicht genug Zeit bliebe. Die Rollläden ließ sie die ganze Zeit unten, weil sie ja wusste, dass sie in absehbarer Zeit nicht nach draußen kommen würde.

Als Julie bewusst wurde, wie elend es ihr ging, entschloss sie sich, einige Achtsamkeitspraktiken auszuprobieren, um dadurch vielleicht besser mit ihrer Situation klarzukommen. Sie arbeitete mit einer Krankenschwester, die in Achtsamkeitstraining Erfahrung hatte, und hörte sich zusätzlich Meditationsanleitungen auf Band an. Mit Hilfe von sanfter Anleitung wurde sie allmählich offener für ihre Umgebung. Obwohl sie immer noch an demselben Ort mit denselben täglichen Abläufen war, begann sie, Dinge wahrzunehmen, auf die sie bisher nicht geachtet hatte, und ihre Einstellung wandelte sich von einer desinteressierten zu einer eher neugierigen. Anstatt zu verdrängen, was tatsächlich da war, und sich zu wünschen, dass es anders wäre, öffnete sich Julie allmählich ihren eigenen Erfahrungen, indem sie in einer Haltung von Aufgeschlossenheit und Freundlichkeit genauer hinsah und hinhörte.

Hinter dem lärmenden Fernseher, den Lautsprecherdurchsagen und dem Brummen und Piepsen der Hightechapparate innerhalb ihres Krankenzimmers konnte Julie ihre Aufmerksamkeit nun auf das Hintergrundsummen der Ventilationsanlage richten. Sie fühlte sich beruhigt durch die Zuverlässigkeit dieses spezialisierten Systems, das dazu erdacht war, die Luft zu reinigen und von schädlichen Keimen frei zu halten. Sie konnte auch das Ticken der Uhr hören. Wenn sie sich bei irgendwelchen Gedanken darüber erwischte, was die Uhr bedeutet (etwa, dass die Zeit zu langsam verginge oder dass ihr nicht mehr genügend Zeit bliebe), kehrte sie einfach wieder zum Geräusch und zur Bewegung des tickenden Uhrzeigers zurück, Sekunde um Sekunde. Mit der Zeit empfand sie es sogar als recht beruhigend, der Uhr beim Ticken zuzusehen und zuzuhören. Es wurde für sie zu einem neutralen Konzentrationspunkt, den sie mit dem Rhythmus ihrer Atmung in Einklang bringen konnte. Sie begann auch, die Infusionen zu beobachten, die beständig in ihren Körper hineintröpfelten. Sie erkannte, dass sie die Infusionen als eine Fessel angesehen hatte, die sie ständig an ihre Krankheit erinnerte. Doch innerlich innezuhalten und die Flüssigkeitströpfchen zu beobachten erlaubte es ihr, jeden einzelnen Moment bewusster zu erleben, Tropfen um Tropfen. Mit der Zeit löste sich Julies innerer Widerstand gegen die Infusionen auf, und sie erkannte die lebensspendende Absicht, die damit verbunden war. Wenn das Infusionsgerät dann piepste (und damit anzeigte, dass die Behandlung beendet war oder dass es Zeit war, den Beutel zu wechseln), geriet sie nicht mehr in Anspannung, sondern nutzte den Moment als Gelegenheit, wieder in ihre Mitte zu kommen; als eine Erinnerung, ihrem Atem Beachtung zu schenken. Als Julie sich in ihrem Zimmer umsah, fielen ihr die bunten Farben auf den unzähligen Karten und selbst gemalten Bildern auf, die auf dem Fensterbrett standen und an die Wand geklebt waren, und sie hatte eine Offenbarung, die sie mit grenzenloser Liebe erfüllte: Sie hatte die tiefe Erkenntnis, dass sich so viele Menschen um sie sorgten, und dass diese sich die Zeit genommen hatten, an sie zu denken und ihr gute Wünsche zu senden.

Die Übung, nach draußen zu sehen und zu hören, fiel Julie sehr schwer. Dabei überfiel sie eine große Traurigkeit, weil sie nicht „normal" leben und ebenso sorglos durch den Tag gehen konnte wie die Leute, die sie durch ihr Fenster sah. Doch anstatt ihrer Traurigkeit Widerstand zu leisten, setzte sie sich einfach neben das Fenster und blickte nach draußen. Sie erlaubte es sich, die Traurigkeit zu fühlen, während ihr die Tränen in die Augen stiegen und sich ein Kloß in ihrer Brust und Kehle bildete. Als sie mit den Gefühlen in Verbindung ging und sie in die Gefühle hineinatmete, konnte sie spüren, wie sich diese allmählich auflösten. Nun war sie in der Lage, hinauszuschauen und wahrzunehmen, was dort wirklich zu sehen war. Sie fühlte sich vom Anblick des Himmels angezogen, mit seiner großen Weite und den Wolken, die vor ihren

Augen ihre Formen veränderten und vorüberzogen. Sie konnte sehen, wie Vögel vorbeiflogen und Äste sich bewegten. Beim Anblick von spielenden Kindern fand sie sich in Gedanken an ihre eigenen Kinder wieder. Sie fragte sich, wie diese wohl ohne sie zurechtkamen, und wünschte ihnen im Stillen alles erdenklich Gute. Julie erkannte, dass sie sich durch ihr Hinausschauen und den Anblick von Himmel, Vögeln und Bäumen mit der Natur verbunden hatte, die ihr schon immer eine große Kraftquelle gewesen war. Sie fühlte sich innerlich weiter und freier. Sie wurde durch das Bewusstsein getröstet, dass die Welt weitergeht und dass sie immer noch auf irgendeine Weise, wie gering auch immer, ein Teil des großen Ganzen war.

Jetzt innehalten: Halten Sie jetzt inne und überprüfen Sie, wie Sie sich nach dem Lesen von Julies Geschichte fühlen. Was merken Sie in Ihrem Körper? Was für Gedanken und Gefühle haben Sie jetzt gerade? Welche Aspekte von Julies Geschichte haben eine Saite in Ihnen angerührt? Womit konnten Sie etwas anfangen, und womit nicht? Sitzen Sie einfach still da und spüren Sie das, was in diesem Moment gerade für Sie zutrifft.

An jedem Tag …

- Machen Sie im Laufe des Tages mindestens einmal eine Pause bei dem, was Sie gerade tun oder denken, schließen Sie die Augen und hören Sie den Geräuschen zu. Schauen Sie, ob Sie all die unterschiedlichen Geräusche, die Sie hören und die gleichzeitig da sind, differenzieren können. Nehmen Sie alles wahr, was bei Ihnen vor sich geht, während Sie Ihre Aufmerksamkeit auf die Geräusche richten.
- Nehmen Sie sich ein paar Minuten Zeit, um nach draußen zu gehen und emporzuschauen. Wenn Sie nicht ins Freie gehen können, dann blicken Sie aus dem Fenster oder aus der Tür nach draußen. Schauen Sie empor und verbinden Sie sich mit der Natur, indem Sie Dinge beobachten wie die Farbe des Himmels, die Bewegung und die Formen der Wolken, die Sterne und den Mond, rauschende Bäume, die Farbe der Blätter, Vögel, Schmetterlinge, Regentropfen oder Schneeflocken sowie Licht und Schatten.

Zur Erinnerung

In jedem Augenblick gibt es unzählige Dinge um Sie herum zu hören und zu sehen, und doch hören oder sehen Sie vielleicht nicht immer alles, was Ihnen möglich wäre. Es ist möglich, die Aufmerksamkeit bewusst auf unterschiedliche Geräusche und Anblicke zu lenken und dann wahrzunehmen, wie Ihr Körper und Ihr Geist darauf antworten. Die Praxis des achtsamen Hörens und Sehens wird mehr Lebendigkeit in Ihre Erfahrungen bringen und Ihnen ein Gefühl von Weite und von Verbundenheit mit der Welt um Sie herum vermitteln.

5

Alltägliche Tätigkeiten und das Annehmen von Veränderungen

Lass' die Schönheit, die wir lieben, in dem sein, was wir tun. Es gibt hundert Arten, niederzuknien und den Boden zu küssen.

RŪMĪ

Viele von uns gehen wie Automaten durch den Tag. Sie wälzen sich aus dem Bett und starten sofort, ohne sich bewusst zu sein, was sie eigentlich gerade tun. Häufig verlieren wir uns in Gedanken – wir machen Pläne, wälzen Sorgen, trauern Vergangenem nach, fantasieren herum oder wollen alle Probleme dieser Welt lösen, und das alles, während wir uns die Zähne putzen. Sind Sie sich, während Sie den Tag über alles Mögliche *tun,* des wirklichen Erlebens bei Ihrem Tun bewusst? Ganz einfache und gewöhnliche Alltagstätigkeiten – wie Essen, Gehen, sich das Gesicht zu waschen und Tabletten einzunehmen – sind allesamt Gelegenheiten, sich im Bewusstsein des gegenwärtigen Augenblicks zu verankern. Man braucht dafür gar nichts Besonderes zu tun und an keinen exotischen Ort zu reisen.

Wenn ich Krankenhauspatienten in Achtsamkeit unterweise, lege ich ihnen häufig nahe, dass sie, wenn das Signal am Infusionsgerät ertönt (und dadurch anzeigt, dass die Behandlung beendet ist oder der Flüssigkeitsbeutel gewechselt werden muss), bei dieser Erfahrung ganz präsent bleiben. Anstatt die Meditationspraxis zu beenden, sie zu unterbrechen oder aber das Läuten zu ignorieren, sollen sie die Geräusche und die damit verbundene Wahrnehmung in ihr bewusstes Erfahren miteinbeziehen: Sie sollen die speziellen Eigenschaften des Geräuschs (den Ton, die Tonhöhe und die Lautstärke) beobachten, die Gegenwart der Krankenschwester wahrnehmen, die sich um das Gerät kümmert, und eigene Gedanken (wie etwa „Was dieses Geräusch jetzt wohl zu bedeuten hat?" oder „Wann ist die Schwester endlich fertig?") sowie Reaktionen (wie Anspannung oder Ärger) registrieren. Dies ist ein Beispiel dafür, wie Unterbrechungen aus dem realen Leben zu einem Bestandteil der Praxis werden können.

Die Signaltöne von technischen Geräten oder das Piepsen von Computern sind im Krankenhaus oder in unserer Wohnung ganz normal geworden und ertönen mehrmals am Tag. Wenn Sie solche Signaltöne im Laufe des Tages hören, können Sie sie jedes Mal als eine Erinnerung betrachten, innezuhalten, in die Atemwahrnehmung hineinzugehen und zu beobachten, was Sie gerade tun, woran Sie gerade denken und wie Sie sich gerade fühlen. Denken Sie an all die gewöhnlichen Alltagsgeräusche und -geschehnisse, die als Erinnerungshilfen dienen können, um in den gegenwärtigen Moment zu kommen: etwa das Klingeln des Telefons oder der Türglocke und das Piepsen bei einer soeben eingegangenen E-Mail.

Ganz präsent zu sein, während man sich mit alltäglichen Aufgaben beschäftigt, bedeutet nicht unbedingt, dass diese einem Freude machen müssen. Manches Mal empfinden Sie vielleicht Vergnügen oder Befriedigung dabei, ein anderes Mal nicht. Sie können aber neue Erkenntnisse über sich selbst gewinnen durch die Art und Weise, wie Sie Ihre Tätigkeit wahrnehmen, wie Sie sie interpretieren und wie Sie darauf reagieren. Oder Sie bemerken plötzlich etwas ganz Neues, was Ihnen noch nie aufgefallen ist, obwohl Sie genau das Gleiche schon hundertmal erledigt haben. Sie erkennen vielleicht, dass Ihnen die Erfahrung einer vertrauten Tätigkeit ganz anders erscheint als vorher. Sie erscheint Ihnen anders, weil sie tatsächlich auch anders ist. Keine zwei Augenblicke sind jemals genau gleich. Sie selbst sind anders, Ihr Bewusstsein ist anders und die Umstände sind anders. Wenn Sie erkennen, dass stets alles anders ist, werden Sie Veränderung an sich, ihre Allgegenwart und ihre Unausweichlichkeit, anerkennen lernen.

In der Tat ereignet sich Veränderung Tag für Tag um uns herum und in uns selbst, ob wir uns dessen nun bewusst sind oder nicht. Ich erinnere mich da an eine Erkenntnis im Zusammenhang mit Veränderung, die ich vor vielen Jahren hatte, als ich meditieren lernte. Es war Frühling, und ich setzte mich vor einen Strauß frisch geschnittener Narzissen. In den ersten paar Minuten, in denen ich mich sammelte, beobachtete ich einfach nur die Stiele und die fest geschlossenen Knospen der Narzissen, ihre Farben, ihre Formen und ihren Duft. Dann ließ ich meinen Blick entspannt werden und konzentrierte mich eher auf meine Atemempfindungen. Etwa eine halbe Stunde später öffnete ich die Augen wieder weiter und ließ mein Bewusstseinsfeld größer werden, und ich saß einfach da und blickte die vor mir stehenden Blumen erneut an. Zu meiner Überraschung waren die Knospen nicht mehr geschlossen. Die Blütenblätter waren dabei, sich langsam zu öffnen, der Duft wurde stärker und süßer, und die Farben waren von einem tieferen Gelb. Veränderung ereignete sich direkt vor meinen Augen! Ich war tief beeindruckt. Diese Erfahrung führte mich dazu, aufmerksamer auf andere Veränderungen zu achten, die geschahen, nicht nur um mich herum, sondern auch bei mir selbst. Zu meinem Verdruss bemerkte ich neue graue Haare und neue Altersflecken, wenn ich in den Spiegel schaute, und auch, dass mein Körper nicht mehr so beweglich war wie früher. Weitere Veränderungen zeigten sich an meinem Körper und in meiner Fähigkeit, alltägliche Aufgaben zu erledigen. Ich nahm aber auch meine widerwillige Reaktion auf die nicht so angenehmen Veränderungen an meinem Körper wahr. Bei dieser Selbstbetrachtung lernte ich vieles über mich selbst: Ich erkannte, dass es mir schwerfiel, Veränderungen als Folge von Alter und Krankheit an mir selbst und an meinen Liebsten zu akzeptieren. Jetzt weiß ich, dass ich damit nicht alleine dastehe, denn Veränderung ist für jeden eine schwierige Herausforderung. Wie können wir die unvermeidlichen Veränderungen an unserem Körper und in unserem Alltagsleben akzeptieren, die mit dem Älterwerden und mit Krankheit einhergehen? Wir können Bewusstheit in unsere alltäglichen Tätigkeiten hineinbringen, so dass wir in der Erfahrung der Gegenwart verankert sind und dadurch die unaufhörlichen Veränderungen besser akzeptieren können, während sie vor sich gehen.

Achtsamkeit bei Alltagstätigkeiten

Jede Tätigkeit, die man im Laufe des Tages ausführt, ist eine Gelegenheit, Achtsamkeit zu üben. Essen, Gehen und sich das Gesicht waschen – all das kann so getan werden, dass man sich dabei bewusst ist, was man tut und was man dabei empfindet.

Achtsam essen

Wenn man bedenkt, wie häufig wir im Laufe des Tages Essen und Trinken zu uns nehmen, erscheint es einleuchtend, dass das achtsame Essen eine ganz wesentliche Praxis bei der Entwicklung von Achtsamkeit im Alltag darstellen sollte. Essen und Trinken sind für uns zwar überlebensnotwendig, haben oft aber auch positive Konnotationen wie den Genuss von schmackhaften Speisen und Getränken und die angenehmen geselligen Aspekte, die mit einer Mahlzeit einhergehen.

Für Menschen mit einer ernsten Erkrankung kann das Essen und Trinken allerdings zu einer gewaltigen Herausforderung werden, so dass die angenehmeren Aspekte empfindlich eingeschränkt sind.

Menschen, denen es nicht gut geht, mögen manchmal nichts essen, weil sie keinen Appetit haben oder infolge von Nebenwirkungen durch ihre Medikamente oder von anderen krankheitsbedingten Veränderungen im Körper Übelkeit empfinden. Häufig verändert sich das Geschmacksempfinden bei einer Krankheit, so dass manche Speisen scheinbar nicht mehr genauso schmecken wie früher. Einige Menschen mit einer ernsten Erkrankung haben einen trockenen Mund, Schluckbeschwerden oder ein Völlegefühl im Bauch, was ihre Nahrungsaufnahme einschränkt. Andere haben vielleicht eine geschwollene Mundschleimhaut oder wunde Stellen im Rachenbereich, die so stechen und brennen, dass die Betroffenen am liebsten gar nichts essen würden.

Wenn auch Sie aufgrund Ihrer Krankheit Schwierigkeiten beim Essen haben, könnte achtsames Essen Ihnen eine Hilfe sein. Achtsamkeit unterstützt Sie dabei, auf Ihren Körper zu hören und vernünftige Essensentscheidungen zu treffen, die Ihrem körperlichen Zustand und Ihrem gegenwärtigen Befinden entgegenkommen. Wenn sich Ihr Geschmacksempfinden verändert hat, ist dies eine Gelegenheit für Sie, neue Lebensmittel auszuprobieren und mit verschiedenen

Geschmacksrichtungen und Konsistenzen zu experimentieren, um herauszufinden, was Ihnen am ehesten zusagt. Wenn Sie gar nicht schlucken können, könnten Sie sich dennoch das Vergnügen von Geschmacksempfindung gönnen, indem Sie ein Häppchen Essen an die Lippen und die Zunge bringen, vielleicht kurz kauen und es dann in eine Papierserviette spucken. Und falls Sie Geschwüre im Mund, einen trockenen Mund oder keinen Appetit haben, stellen Sie vielleicht fest, dass Ihnen das achtsame Lutschen von kleinen Eisstückchen Befriedung verschafft.

Eine Freundin von mir namens Elizabeth hatte eine fortschreitende Erkrankung, die bei ihr zu Appetitlosigkeit und Magenbeschwerden führte. Dies wurde noch verschlimmert durch die Medikamente, die sie einnehmen musste, um die Krankheitssymptome unter Kontrolle zu halten, was wiederum eine schreckliche Mundtrockenheit verursachte, durch die sie das Gefühl hatte, ihr Mund sei mit Watte angefüllt. Elizabeth stellte fest, dass die einfache Praxis, achtsam Eiswürfel zu lutschen, lindernd und beruhigend auf sie wirkte. Sie war ganz bewusst präsent, wenn sie sich jedes Eisstückchen an die Lippen führte und dessen Kälte wahrnahm, es dann langsam in den Mund schob und spürte, wie es im Mund schmolz und dann die Kehle hinabglitt. Diese Praxis – bewusst jeweils einen Eiswürfel zu lutschen – beruhigte ihren Geist und ihren Magen, befeuchtete ihren Mund und löschte ihren Durst.

Das Thema Essen kann emotional sehr aufgeladen sein, weil es mit Genuss, Geselligkeit und Erinnerungen verknüpft ist. Aufgrund der geselligen Seite des Essens und weil das Essen oftmals eine Art und Weise darstellt, wie die Menschen einander in vielen Kulturen ihre Liebe zeigen, kann die Frage des Essens (oder Nichtessens) für diejenigen, die mit einer ernsten Erkrankung leben, recht heikel werden. Sie kann sie den Menschen, denen sie nahestehen, näher bringen, oder sie kann einen Keil zwischen sie treiben. Wenn die Nahrungsaufnahme Ihnen schwerfällt, neigen Sie möglicherweise dazu, sich vor gemeinsam eingenommenen Mahlzeiten zurückzuziehen und frustriert zu sein, weil Sie ja gerne in der Lage wären, normal zu essen, oder, weil die Familie und die Freunde Sie wiederholt, dazu drängen, mit ihnen gemeinsam zu essen. Obwohl Sie ja wissen, dass deren Drängen auf guten Absichten beruht, führt es vielleicht dazu, dass Sie sich noch mehr zurückziehen oder dass Sie Ihren Angehörigen gegenüber sogar aggressiv werden, was Sie später bereuen könnten. Die Praxis von Achtsamkeit kann Ihnen helfen, offener zu werden und die geselligen Aspekte des Essens leichter zu nehmen. Sie können Ihre Aufmerksamkeit vorrangig auf die guten Absichten Ihrer Angehörigen richten, wenn diese Ihnen Ihr Lieblingsessen zubereiten und anrichten. Anstatt sie zurückzustoßen, könnten Sie ihnen Liebe und Wertschätzung vermitteln, selbst wenn Sie das, was sie Ihnen gekocht haben, nicht zu sich nehmen können.

Jetzt innehalten: Werden Sie sich bewusst, wie Sie sich gerade fühlen. Was für Emotionen und körperliche Empfindungen sind jetzt bei Ihnen da, während Sie an Ihre Angehörigen und an das Thema Essen denken?

Trotz der vielen möglichen Herausforderungen, denen Menschen mit einer lebensbedrohlichen Erkrankung gegenüberstehen, kann das achtsame Essen (und Trinken) zu einer positiven und kraftvollen täglichen Praxis werden. Diese besteht darin, dass man auf unterschiedliche Geschmacks-

und Geruchsempfindungen, Geräusche (wie Knuspern) und Berührungserfahrungen (wie die Temperatur und die Konsistenz der Nahrung im Mund und auf den Lippen) achtet, und zwar in einer aufgeschlossenen, wissbegierigen und behutsamen Weise. Da die Nahrungsaufnahme (oder die Unfähigkeit zur Nahrungsaufnahme) höchstwahrscheinlich heftige Emotionen mit sich bringt, ist die Praxis des achtsamen Essens eine wunderbare Gelegenheit, sich selbst besser kennenzulernen, einschließlich auch der automatischen Reaktionen, die man möglicherweise auf angenehme *und* unangenehme Erfahrungen rund um die Nahrungsaufnahme hat. Weitere Einsichten gewinnt man, wenn man feststellt, dass man bestimmte Nahrungsmittel oder Speisen ganz automatisch mit Erinnerungen an wichtige Ereignisse und besondere Menschen und Orte in Verbindung bringt. Diese Assoziationen beruhen auf der Tatsache, dass die Hirnregionen, die dem Geruchs- und Geschmackssinn zugeordnet werden, eng mit den für die Erinnerung zuständigen Bereichen verschaltet sind.

Beim achtsamen Essen kann man sich auch bewusst und dafür dankbar sein, wie die Nahrungsmittel angebaut oder hergestellt wurden und wie man selbst mit der Natur und den fremden Menschen in der Ferne verbunden ist, die ihren Beitrag an der langen Produktionskette geleistet haben, welche die Speisen schließlich auf den eigenen Teller und in den eigenen Mund gebracht hat. Nehmen Sie zum Beispiel einmal frische Blaubeeren in Ihrer Müslischale: Die Sonne, der Regen und die Nährstoffe im Boden haben die Büsche genährt; Bauern haben sie gepflegt und die Beeren gepflückt; jemand hat die Beeren gewaschen, verpackt und zu Ihrem örtlichen Lebensmittelmarkt gebracht; Ihr guter Freund, der weiß, wie sehr Sie Blaubeeren mögen, hat sie im Lebensmittelmarkt gekauft; und am Morgen hat Ihr Partner oder Ihre Partnerin sie in einem hübschen Tonschälchen angerichtet und zu Ihnen gebracht, damit sie Ihnen Genuss und Stärkung verschaffen.

- Meditationspraxis -

Achtsames Essen

Suchen Sie sich ein Nahrungsmittel aus, das Sie gerne essen und das Ihr Körper gut verträgt. Wenn Sie sich im Moment nicht auf ein Nahrungsmittel einlassen können, dann probieren Sie, diese Übung mit Eiswürfeln durchzuführen. Gehen Sie an diese Praxis mit einer Einstellung von Neugier heran, so als sei dies das allererste Mal, dass Sie dieses bestimmte Nahrungsmittel probierten, oder als sei dies ein Experiment, und Sie wüssten noch nicht, was dabei herauskommt. Versuchen Sie, die folgenden Schritte zuerst mit geöffneten und dann mit geschlossenen Augen durchzuführen, und achten Sie auf die Unterschiede.

- Halten Sie am Anfang das Nahrungsmittel in Ihren Händen und erspüren Sie, wie es sich anfühlt. Nehmen Sie seine Temperatur, Beschaffenheit, Form usw. wahr.
- Stellen Sie fest, ob es in Ihren Händen irgendwelche Geräusche macht, etwa durch den Druck Ihrer Finger, oder wenn Sie es schütteln.
- Riechen Sie daran und nehmen Sie die Eigenschaften des Geruchs (oder die Geruchlosigkeit) sowie etwaige Erinnerungen wahr, die für Sie mit diesem Geruch verbunden sind.
- Sehen Sie es sich genau an. Achten Sie auf die Farben, Formen, ob es durchsichtig ist, usw. Halten Sie es ans Licht und stellen Sie fest, ob es anders aussieht.

- Führen Sie es (im Idealfall ein kleines Stück davon) zum Mund. Stecken Sie es noch nicht sofort in den Mund. Nehmen Sie wahr, ob sich Speichel in Ihrem Mund bildet und ob andere Reaktionen da sind, etwa ob Sie es möglichst rasch essen möchten.
- Halten Sie es einen Augenblick lang zwischen den Lippen und versuchen Sie zu spüren, wie es sich an Ihren Lippen anfühlt, ob Sie etwas schmecken oder riechen können.
- Nehmen Sie das Stückchen dann in den Mund. Behalten Sie es 20 Sekunden lang oder noch länger einfach im Mund und bewegen Sie es darin herum. Nehmen Sie den Geschmack wahr und spüren Sie, ob er sich verändert, wenn es an unterschiedliche Stellen der Zunge kommt. Achten Sie auf die Konsistenz und die Feuchtigkeit. Stellen Sie fest, ob es sich in Ihrem Mund aufzulösen beginnt oder nicht. Wenn es etwas Festes ist, kauen Sie es gründlich, und spüren Sie beim Kauen, wie sich das anfühlt.
- Schlucken Sie es hinunter, wenn Sie dazu bereit sind. Spüren Sie und stellen Sie sich bildlich vor, wie die Schluckbewegung vor sich geht – von Ihrer Kehle hinab durch die Speiseröhre bis hinunter in den Magen. (Anmerkung: Sollten Sie

nicht schlucken können, spucken Sie den Speisebrei auf jeden Fall in eine Serviette; schlucken Sie ihn *nicht* hinunter, um zu vermeiden, dass etwas davon in die Luftröhre gelangt anstatt in die Speiseröhre.)

- Wiederholen Sie die vorhergehenden Schritte mit der restlichen Speise, bis sie aufgegessen ist. Lassen Sie sich Zeit. Versuchen Sie, bei dieser Erfahrung ganz präsent zu bleiben. Schauen Sie, ob Sie jedes Mal, wenn Sie die Schritte durchgehen, etwas Neues feststellen können.
- Nehmen Sie wahr, was an dieser Erfahrung für Sie vielleicht angenehm oder unangenehm ist, und bemerken Sie auch jede Tendenz, irgendetwas zu beurteilen, zu wollen oder abzulehnen.
- Machen Sie sich bewusst, wo das Nahrungsmittel herkommt; wie Sie selbst mit der Natur und mit allen Pflanzen, Tieren und Menschen verbunden sind, die das Nahrungsmittel erzeugt und zu Ihnen gebracht haben.
- Lassen Sie während der gesamten Übung ein Gefühl von Dankbarkeit aufkommen: Verspüren Sie Dankbarkeit für Ihre Fähigkeit, zu essen, und für die Wesen, die ihr Leben und ihre Arbeit dargebracht haben, so dass Sie essen können.

Achtsame Bewegung

Eine weitere Möglichkeit, wie Sie Achtsamkeit ins tägliche Leben bringen können, besteht darin, Ihre körperlichen Bewegungen bewusst wahrzunehmen. Sie können im Laufe Ihres Tages genau darauf achten, wie Sie sich bewegen und wie es sich anfühlt, wenn der Körper seine natürlichen Bewegungsabläufe vollzieht – zum Beispiel beim Gehen oder beim Bettenmachen. Andererseits können Sie Ihrem Körper auch absichtsvoll Bewegung verschaffen, indem Sie sanfte Yogaübungen oder andere leichte Dehn- und Bewegungsübungen bewusst wahrnehmend und in einer Haltung der Offenheit durchführen.

Körperliche Bewegung tut uns gut. Sie verbessert die Durchblutung, ermöglicht eine tiefere Atmung, erhöht den Energiepegel, lockert die Gelenke, lindert Muskelverspannungen, fördert die Biegsamkeit, begünstigt eine reine Haut und steigert das subjektive Wohlbefinden. Die meisten sagen, sie fühlten sich nach dem Gehen und dem Dehnen besser und oftmals weniger gestresst. Und wenn man dabei auch die Dimension bewusster Achtsamkeit miteinbezieht, hat das den zusätzlichen Vorteil, dass man sich sammelt und dass einem die gesamte Erfahrung mehr Befriedigung verschafft.

Achtsames Gehen

Es gibt mehrere Möglichkeiten, wie man Achtsamkeit ins Gehen bringen kann. Man kann auf den physischen Kontakt mit dem Erd- oder Fußboden achtgeben, was wiederum dazu führt, dass man sich auch innerlich geerdeter fühlt. Beim langsamen Gehen kann man bewusst wahrnehmen, wie man jeweils einen Fuß hebt und ihn wieder absetzt. Man kann auch auf das eigene Gleichgewicht achten: wie es sich anfühlt, wenn man buchstäblich aus dem Gleichgewicht gerät, und was einen dabei unterstützt, es wiederzugewinnen. Wenn Sie schnell gehen möchten, können Sie Ihre schnellere Atmung und Ihren beschleunigten Pulsschlag beobachten. Sie können Ihre Atmung jeweils mit Ihren Schritten in Einklang bringen, indem Sie zum Beispiel einatmen, wenn Sie den Fuß heben, und ausatmen, wenn Sie ihn absetzen. Das hilft Ihnen, sich innerlich zu sammeln. Sie können Ihre Aufmerksamkeit während des Gehens auch auf Ihre Umgebung ausdehnen und bewusst auf diese Erfahrung achten, anstatt sich in Gedanken zu verlieren.

- Meditationspraxis -

Achtsames Gehen

- Stehen Sie aufrecht und werden Sie sich Ihrer Füße auf dem Erd- oder Fußboden bewusst. Spüren Sie, wie die Erde unter Ihnen Sie trägt.
- Beugen sie langsam das linke Knie und heben Sie den Fuß, strecken Sie das Bein nach vorne und setzen Sie den Fuß ab. Beachten Sie die kleine Pause zwischen den Schritten.
- Wiederholen Sie diese Reihenfolge mit dem rechten Fuß bzw. Bein. Achten Sie einige Minuten lang weiter auf den natürlichen Rhythmus des Gehens, indem Sie sich zuerst auf das eine und dann auf das andere Bein konzentrieren.
- Spüren Sie, wann Sie sich im Gleichgewicht und wann im Ungleichgewicht fühlen, und beobachten Sie, wie Sie wieder Halt finden und das Gleichgewicht wiedererlangen.
- Experimentieren Sie damit, Ihre Atmung mit den Schritten zusammenzubringen: Einatmen, während Sie den Fuß anheben, und ausatmen, wenn Sie ihn wieder absetzen. Üben Sie das einige Minuten lang.

- Weiten Sie Ihre bewusste Wahrnehmung auf die Umgebung aus. Wenn Sie sich im Freien befinden, beobachten Sie die Natur, zum Beispiel den Himmel, Vögel, Bäume oder vielleicht Ameisenhügel, die sich vor Ihnen auf dem Boden erheben.

Achtsames Dehnen

Das sanfte und achtsame Dehnen des Körpers bildet die Grundlage des Yoga, einer uralten Praxis, die wörtlich übersetzt „Verbindung von Körper und Geist" bedeutet. Viele Menschen haben eine eigene Vorstellung vom Yoga und beschwören Bilder herauf von durchtrainierten Körpern, die sich in für den Durchschnittsmenschen unerreichbare Stellungen winden. Obwohl einige seriöse Yogaschüler und –lehrer diesem Bild tatsächlich entsprechen, gibt es am Yoga doch noch viel mehr, was für jedermann erreichbar ist. Ich verwende statt des Wortes „Yoga" lieber den Begriff *Achtsames Dehnen,* weil dieser vielleicht eher irgendwelche Widerstände gegen diese Praxis vertreibt. Achtsames Dehnen bedeutet, dass man einen bestimmten Körperteil jeweils sanft und bewusst so weit in eine bestimmte Richtung dehnt, bis man einen natürlichen Körperwiderstand spürt, dass man diese Position kurz hält und in den Widerstand hineinatmet, und schließlich lockerlässt und in die ursprüngliche Haltung zurückkehrt. Sie können zum Beispiel Ihren Hals (eine Partie, wo bei den meisten von uns Verspannungen sitzen) achtsam dehnen, indem Sie langsam und behutsam ein Ohr zu der Schulter auf der gleichen Seite herabsinken lassen. Halten Sie an dem Punkt, an dem es ohne Mühe nicht mehr weitergeht, inne, halten Sie die Position und atmen Sie ein paarmal in die Position hinein; lösen Sie dann die Position, indem Sie den Kopf wieder in die Mitte zurückbringen, und wiederholen Sie die gleiche Sequenz zur anderen Seite hin. Nehmen Sie wahr, wie sich Ihr Körper vor dem Dehnen anfühlt, und wie er sich danach anfühlt. Beim achtsamen Dehnen wird in den Körper hineingespürt und auf ihn gehört, so dass man dabei nur so weit geht, wie es sich richtig anfühlt, und sofort aufhört, wenn man Schmerz verspürt.

Übungen innerhalb des individuellen Bewegungsvermögens

Eine weitere Möglichkeit für achtsame Bewegung sind sanfte Mobilisierungsübungen innerhalb des jeweiligen Bewegungsvermögens. Dazu sind die meisten Menschen gut in der Lage, auch die bettlägerigen. Es geht dabei um ein einfaches Anheben der Arme und Beine und Drehen der Gelenke wie der Finger-, der Hand- oder der Fußgelenke, wobei man bewusst in die Feinheiten dieser Bewegungsabläufe hineinspürt.

Ich erinnere mich noch an einen Mann namens Jim, mit dem ich in meiner Zeit als Hospizschwester arbeitete. Jim war zum Aufstehen zu schwach, weshalb wir eine ganz sanfte achtsame Bewegungspraxis mit seinen Händen durchführten. Er sah sich seine Handflächen an und erfasste sehr genau seine Handlinien und die Beschaffenheit seiner Haut. Anschließend rollte er ganz langsam einen Finger nach dem anderen ein, rollte einen nach dem anderen wieder aus und wiederholte diese Abfolge mehrmals ruhig und gleichmäßig. Bei dieser Übung spürte Jim, wie ein Gefühl von Dankbarkeit in ihm aufwallte, weil ihm bewusst wurde, was seine Hände im Laufe seines Lebens alles geleistet hatten: Sie hatten in seinem Beruf als Tischler Dinge hergestellt, sie hatten seine Tochter gehalten, als sie ein Baby war, und nun umfassten sie zärtlich die Hand seiner Frau, die an seinem Bett saß. Diese schlichte Praxis war für Jim weit mehr geworden als nur eine Lockerungsübung für die Gelenke; sie erlaubte es ihm, seine Aufmerksamkeit in das Erfahren des gegenwärtigen Moments zu bringen, während sie ihn gleichzeitig mit wichtigen Lebenserinnerungen in Verbindung brachte.

Achtsame Körperpflege

Ein weiterer Weg, um Achtsamkeit in den Alltag zu bringen, sind Tätigkeiten der persönlichen Körperpflege, wie etwa das Duschen oder Baden, das Zähneputzen oder Kämmen, das Rasieren, das Eincremen der Haut und das Einnehmen von Medikamenten. Im Wesentlichen haben Sie solche Aufgaben bereits Ihr ganzes Leben lang Tag für Tag erledigt, ohne sich Ihres Erfahrens dabei bewusst gewesen zu sein.

Überlegen Sie einmal, wie es ist, wenn Sie duschen: Spüren Sie, wie das Wasser an Ihnen hinunterläuft? Spüren Sie den Schaum und riechen Sie den Duft von Seife und Shampoo? Fühlt sich das erfrischend an? Wie wirkt sich das Duschen auf Ihren Energiepegel aus?

Und denken Sie auch einmal daran, wie es ist, wenn Sie Ihre Medikamente einnehmen: Sind Sie sich bewusst, zu welchem Zweck Sie sie einnehmen? Spüren Sie, wie Sie sich die Medikamente in den Mund stecken und sie hinunterschlucken? Nehmen Sie dabei aufkommende Gedanken und Gefühle wahr, wie zum Beispiel Erleichterung oder Widerwillen?

Die Körperpflege ist eine ganz praktische Möglichkeit, wie Sie gut zu sich selbst sein können. Behandeln Sie sich mit liebevoller Aufmerksamkeit, so wie Sie jene behandeln würden, die Sie lieben. Sie selbst haben das genauso verdient. Die Qualität der Fürsorge, die Sie sich selbst entgegenbringen, wirkt sich auf Ihre Stimmung aus. Je achtsamer Sie bei der grundlegenden Körperpflege vorgehen, desto eher werden Sie dabei Wohlbehagen und Befriedigung empfinden.

Viele Menschen mit einer ernsten Erkrankung benötigen irgendwann Unterstützung bei den regelmäßigen Maßnahmen der persönlichen Körperpflege. Ob es Angehörige sind, die Ihnen helfen, oder professionelle Pflegekräfte – es ist eine Gelegenheit für Sie, empfänglich zu werden und bewusst wahrzunehmen, wie die anderen Ihnen beistehen, damit Ihre Grundbedürfnisse erfüllt werden. Die Fürsorge durch andere zuzulassen und sich nicht dagegen zu sperren, zum Beispiel ganz präsent zu erleben, wie Ihnen jemand Ihre trockenen Hände und Füße mit Hautlotion einreibt, das kann sehr entspannend und tröstlich sein.

Veränderungen akzeptieren

Wenn Sie älter werden und wenn die Krankheit fortschreitet, werden Sie möglicherweise viele Veränderungen in Ihrem Leben feststellen: in der Art, wie sich Ihr Körper anfühlt, in Ihrem Aussehen, in Ihren Rollenaufgaben und Ihren täglichen Arbeitsabläufen. Dinge, die Sie Ihr Leben lang mühelos erledigt haben, sind Ihnen jetzt vielleicht nicht mehr möglich oder können nur noch mit Mühe geleistet werden. Eventuell wird Ihr Haar immer dünner und Ihre Haut blass. Vielleicht kümmern Sie sich jetzt nicht mehr um andere, sondern andere kümmern sich um Sie. Und Erledigungen im Alltag bestehen weniger aus Arbeitszeiten denn aus Ruhepausen.

So viele Veränderungen zu akzeptieren und sich darauf einzustellen, das ist für die meisten Menschen sehr schwierig. Während man versucht, mit den unvermeidlichen Veränderungen fertig zu werden, neigt man vielleicht dazu, sich eher auf all das zu fixieren, was mit einem nicht stimmt und was man nicht mehr kann. Allerdings ist das nicht sehr dienlich. Hilfreicher wäre es, darauf zu achten und sich ernsthaft zu überlegen, *was* mit einem *stimmt* und *was* man tun *kann.* Einige Beispiele: Sie haben vielleicht Ihre Haare oder Ihre jugendliche Figur verloren, doch Ihre Augen leuchten immer noch. Sie sind vielleicht nicht mehr in der Lage, für die materiellen Bedürfnisse Ihrer Familie zu sorgen, doch Sie können immer noch zuhören und hilfreiche Ratschläge geben. Sie können vielleicht nicht mehr ins Büro gehen und arbeiten, doch Sie können immer noch Ihre persönlichen Angelegenheiten regeln. Sie mögen keinen steilen Berg mehr hinaufklettern können, doch Sie können mit Ihrem Hund Gassi gehen. Trotz der Veränderungen in Ihrer Befindlichkeit und in Ihren Fähigkeiten, in Ihren Rollen und Routinen, verändert sich nicht die Essenz dessen, der Sie sind; Sie sind immer noch Sie selbst. Und, wie ich den Begründer des Achtsamkeitsbasierten Programms zur Stressminderung, Jon Kabat-Zinn, oftmals habe sagen hören, solange Sie da sind, „ist mit Ihnen immer noch *mehr* in Ordnung als nicht in Ordnung".

- Besinnen und Schreiben -

Veränderungen annehmen – Was mit mir stimmt

Schreiben Sie auf, was zu diesem Zeitpunkt mit Ihnen in Ordnung ist: Was können Sie alles tun und erfahren? Welche Teile Ihres Körpers sind gesund, und inwiefern bewirken Sie etwas im Leben von anderen Menschen?

An jedem Tag ...

- Suchen Sie sich eine Tätigkeit der persönlichen Körperpflege aus (Zähneputzen, Kämmen, Duschen oder Baden, Rasieren, Eincremen, Einnehmen von Medikamenten etc.), und führen Sie sie mit Achtsamkeit aus. Tun Sie sie in einer Haltung der Aufmerksamkeit und Hinwendung, die widerspiegelt, dass Sie das gerne für sich tun und dass Sie es verdient haben, so gut gepflegt zu werden.
- Entscheiden Sie sich für eine bestimmte Haushaltstätigkeit (Bettenmachen, Geschirrspülen,

Fegen etc.), die Sie achtsam durchführen. Nehmen Sie wahr, welche Befriedigung Sie verspüren, weil Sie diese Tätigkeit ganz bewusst durchgeführt haben.

- Wenn Sie Treppen steigen, nehmen Sie wahr, wie Sie treppauf gehen. Wenn Sie die Treppe hinuntergehen, nehmen Sie wahr, wie Sie treppab gehen.

Zur Erinnerung

Es gibt im Laufe eines normalen Tages unzählige Gelegenheiten, bei Routinetätigkeiten Achtsamkeit zu praktizieren – zum Beispiel beim Essen, beim Gehen, bei Tätigkeiten im Haushalt oder beim Zähneputzen. Während Sie vielleicht Veränderungen bemerken an Ihrem Körper und in Ihrer Fähigkeit, alltägliche Dinge zu leisten, können Sie doch gleichzeitig auch das anerkennen, was mit Ihnen in Ordnung ist und was Sie noch alles tun können.

2. Teil

Mitgefühl

6

Die Tür öffnen: Mitgefühl, Freundlichkeit und Vergebung

Wenn Sie eine Haltung des Mitgefühls und der liebenden Güte pflegen, öffnet sich automatisch Ihre innere Tür.

Der XIV. Dalai Lama,
Die Regeln des Glücks

Das Leben kann einen manchmal verbittert, defensiv oder abgestumpft werden lassen. Gehäufte Schwierigkeiten und zerbrochene Träume können im übertragenen Sinne einen Eisenpanzer um das menschliche Herz herum entstehen lassen. Eine Folge kann sein, dass man den Kontakt zum eigenen angeborenen Gutsein verliert, zu den Samen von Liebe und Güte, die einem als Kind eingepflanzt worden sind und die einen noch immer begleiten, aber einfach nur gehegt und gepflegt werden müssen. Ganz gleich, wie alt Sie sind oder wie sehr sich Ihr Herz verhärtet hat – Sie können die liebliche Blume in Ihrem Innern jederzeit neu erblühen lassen. Und damit öffnen Sie das Tor zur inneren Heilung, und Sie schaffen Wärme und Weite, durch die Sie mit anderen Menschen und Ihrer Umwelt vereint werden. Sharon Salzberg, eine begnadete Meditationslehrerin, hat einmal gesagt: „Wenn wir das Wissen um unsere eigene innere Schönheit und die Schönheit anderer Menschen wiedererlangen, ist das wie ein wunderbarer natürlicher Segen für uns“ (Salzberg, 2004).

Wenn wir in der Geschichte zurückblicken, sehen wir, dass die bemerkenswertesten Menschen auf der Welt jene gewesen sind, die sich selbstlos geopfert haben, um das Leiden anderer zu lindern. Jesus Christus, Mahatma Gandhi, Mutter Teresa, Nelson Mandela und der Dalai Lama sind nur einige der vielen großen Menschen, deren Mitgefühl inmitten ihrer eigenen Not angesichts des Leidens anderer erblüht ist. Ihr Mitgefühl war bedingungslos. Es ist wie eine Quelle aus ihnen herausgesprudelt und auch zu jenen hingeflossen, die anderen Leid zugefügt haben. In jüngerer Vergangenheit können wir diese Qualität bei Aung San Suu Kyi beobachten, einer Bürgerrechtlerin aus Burma, die 15 Jahre lang unter Hausarrest stand. Jahre der Gefangenschaft haben sie nicht verbittert und das Licht ihrer Güte nicht überschattet; sie ist noch immer eine unerschöpfliche Quelle der Ermutigung und des Mitgefühls. In einem Interview im Time Magazine, das knapp zwei Monate nach der Aufhebung ihres Hausarrests veröffentlicht wurde, stellte sie fest: „In meinem Leben bin ich mit Güte überschüttet worden. Mehr noch als die Liebe schätze ich die Güte. Die Liebe kommt und geht, aber die Güte bleibt bestehen" (Beech/Rangoon, 2010).

Mitgefühl

Sarah, eine Freundin von mir, hat mir eine Geschichte erzählt, die zeigt, wie man sich im täglichen Leben wahrhaft mitfühlend verhalten kann. Ihre Schwiegermutter ist ein sehr schwieriger Mensch, nicht nur Sarah, sondern auch fast allen anderen Menschen gegenüber. Wenn etwas nicht so klappt, wie sie es gerne hätte, bricht ihre Schwiegermutter in Gezeter aus und setzt die anderen in ihren Schimpftiraden herab. Durch ihre egoistischen und verletzenden Verhaltensweisen stößt sie nicht nur alle von sich weg, sondern bewirkt auch, dass andere sie zutiefst unsympathisch finden. Kürzlich hat Sarah bei einem solchen Ausbruch bemerkt, dass sie ihre Schwiegermutter überraschend mit einer ganz anderen Einstellung sehen konnte. Sie sah sie als ein zerbrechliches, verunsichertes Kind, das dringend von seiner Mutter in den Arm genommen werden musste. In diesem Augenblick wurde Sarah innerlich ganz weich und öffnete sich ihrer Schwiegermutter in tiefer Aufrichtigkeit. Anstatt sich zurückzuziehen oder sich aggressiv zu verteidigen, erwiderte Sarah: „Ich kann mir vorstellen, dass das sehr schwer für dich sein muss. Wenn ich gerade in irgendeiner Weise zu deinen Schwierigkeiten beigetragen habe, dann tut mir das leid." Zum ersten Mal in einem scheinbar stundenlangen Aufruhr herrschte Schweigen, eine bedeutungsschwangere Pause. Ihre Schwiegermutter sah Sarah an, und ihre Augen trafen sich. Das Gesicht der Schwiegermutter wurde weicher, und Sarah ging auf sie zu und nahm sie in den Arm. Die Umarmung war für Sarah keine bloße Äußerlichkeit, sondern kam von ehrlich empfundener Zärtlichkeit und dem tiefen Wunsch, das Leid ihrer Schwiegermutter zu lindern.

Mitgefühl ist mehr, als bloß nett zu den Leuten zu sein und ihnen Gutes zu wünschen. Mitgefühl ist der tief empfundene Wunsch, das Leid anderer zu lindern. Es ist eine im Körper gefühlte Erfahrung, die durch selbstlose, altruistische Sorge ausgelöst wird. Mitgefühl bedeutet, auf den Schmerz eines anderen, mag er emotional oder körperlich oder beides sein, einzugehen *und* die Motivation zu haben, den Schmerz zu verringern.

Obwohl sich Mitgefühl sicherlich auf den anderen ausrichtet, ist es doch auch wichtig, den Wert des Mitgefühls für sich selbst zu erkennen. Selbstmitgefühl bietet die Grundlage, damit man mitfühlend gegenüber anderen sein kann. Es bedeutet, dass man nach innen blickt und ein Gefühl von liebevoller Fürsorge und den ehrlichen Wunsch nach Erleichterung des eigenen Leidens aufbringt. Mit sich selbst Mitgefühl zu haben bedeutet nicht, dass man egoistisch ist. Wenn man gut zu sich selbst ist und sich die eigene Seelenqual nimmt, so öffnet sich eine Tür, und man kann anderen gegenüber offen, freundlich und hilfsbereit sein. Manche Menschen mit einer ernsten Erkrankung machen es sich schwer. Sie geben sich selbst die Schuld an ihrer Krankheit und haben ein schlechtes Gewissen, weil sie meinen, sie seien für ihre Lieben zu einer Last geworden. Die Entwicklung von Mitgefühl und Vergebung für sich selbst ist unerlässlich, um die erstarrte Reue aufzulösen, die der Heilung und Verbundenheit im Wege steht.

Forschung zu Mitgefühlspraktiken

Eine ständig zunehmende Anzahl von Studien zeigt eindeutig auf, welche Vorteile mitfühlendes Verhalten hat und wie sich diese menschliche Eigenschaft kultivieren lässt. Große Fortschritte auf diesem Gebiet konnten dank der Vision und der Bemühungen des Mind & Life Institute gemacht werden, einer Non-Profit-Organisation, die sich der wissenschaftlichen Erkenntnis vom menschlichen Gehirn und Geist widmet mit dem Ziel, individuelles und gesellschaftliches Leid zu mindern und Wohlbefinden zu fördern. Wichtige Forschungsarbeit auf dem Gebiet des Mitgefühls (und der Achtsamkeit) wird gegenwärtig in verschiedenen namhaften Instituten und Programmen betrieben, darunter das Center for Investigating Healthy Minds (Zentrum zur Erforschung des gesunden Geistes) an der University of Wisconsin und das Emory Collaborative for Contemplative Studies (Forschungsgemeinschaft für kontemplative Studien) an der Emory University.

Richie Davidson, Antoine Lutz und ihre Kollegen von der University of Wisconsin haben eine Reihe von Experimenten über Mitgefühlsmeditation durchgeführt. Ein Großteil ihrer Erkenntnisse hat sich ergeben aus dem Vergleich von erfahrenen Mitgefühlspraktizierenden (im Besonderen buddhistischen Mönchen, die Tausende von Stunden Mitgefühlsmeditation praktiziert hatten) mit Neulingen (im Wesentlichen ganz gewöhnlichen Menschen ohne jede Erfahrung in formalen Praktiken zum Kultivieren von Mitgefühl). Die Forscher haben gezeigt, dass bei Mitgefühlspraktiken bestimmte Hirnregionen aktiviert werden, die mit Emotion,

Empathie und der Planung von Körperbewegungen in Reaktion auf Reiz auslösende Geräusche wie etwa besorgniserregende Schreie oder Ausrufe zu tun haben (Lutz, Brefczynski-Lewis et al., 2008). Diese Erkenntnisse legen nahe, dass die Kultivierung von Mitgefühl nicht nur das emotionale Empfinden eines Menschen verstärkt, sondern auch das Gefühl gemeinsamen Erfahrens sowie die Bereitschaft, zu handeln und Leiden zu beseitigen. Außerdem wird durch diese Forschungen eine Verbindung zwischen Mitgefühlspraktiken und hochfrequenter Hirntätigkeit, den sogenannten *Gammawellen,* belegt (Lutz et al., 2004). Erfahrene Mitgefühlsmeditierende weisen eine auffallend höhere Rate an Gammawellen auf als Neulinge. Gammawellen stehen für eine Vernetzung physisch und funktional unterschiedlicher Regionen im Gehirn. Kurz gesagt, das Gehirn ist in Einklang, und seine unterschiedlichen Bereiche arbeiten effizient als Ganzes zusammen.

Kollegen von der Emory University, Charles Raison, Lobsang Negi und Thad Pac, beschäftigen sich derzeit mit dem vielversprechenden Projekt, Menschen ohne jegliche Vorkenntnisse in Meditation Mitgefühlspraktiken beizubringen und anschließend deren Auswirkungen auf Körper und Stimmungslage auszuwerten. Sie haben festgestellt, dass Collegestudenten, die über einen Zeitraum von sechs Wochen Mitgefühlsmeditation erlernten, emotional weniger belastet waren und niedrigere Level einer Entzündungssubstanz im Körper, des sogenannten *Interleukin-6,* aufwiesen als Studenten, denen keine Mitgefühlspraktiken beigebracht wurden. Im Besonderen stellten sie fest, dass die Studenten, die am meisten von diesem Projekt profitierten, diejenigen waren, welche häufiger meditierten (d. h. die, die am meisten „Hausaufgaben" machten; Pace et al., 2009).

In einer weiteren Studie wurde erforscht, wie sich die Eigenschaft, Mitgefühl mit sich selbst zu haben, auf den Umgang mit unangenehmen Ereignissen im Leben auswirkt (Leary et al., 2007). In dieser Arbeit zeigte sich, dass Mitgefühl mit sich selbst vor einer negativen Einstellung gegenüber der eigenen Person schützen kann. Menschen, die Mitgefühl mit sich selbst haben, erkennen ihren Part in widrigen Ereignissen an, werden aber nicht von blinden Reaktionen oder negativen Emotionen wie Wut, Schuldgefühlen, Angst oder Niedergeschlagenheit überwältigt.

Liebende Güte

Liebende Güte ist ein bedingungsloses Wohlwollen. Es ist das Bestreben, dass ein jeder, ob er nun leidet oder nicht, glücklich und gesund sein möge. Es ist wie ein tiefer Quell von Gutherzigkeit und von guten Taten, die freiwillig geleistet werden, ohne dass man sich dabei auf die beschränkt, die offensichtlich in Not sind, oder nur auf die, die man mag.

Man kann liebende Güte durch Meditationspraktiken kultivieren, die bereits gut zweitausend Jahre alt sind. Diese Praktiken bestehen aus Betrachtungen oder ehrlich empfundenen guten Wünschen für alle Menschen und Lebewesen: für einen selbst, für die, die man liebt und schätzt, für entferntere Bekannte, für die, mit denen man Schwierigkeiten hat, und für alle Menschen und alle Wesen.

Wenn wir liebende Güte kultivieren, fühlen wir uns von Natur aus besser und daher stärker mit anderen verbunden, so dass wir ihnen beistehen möchten. Barbara Fredrickson, Sozialpsychologin an der University of North Carolina in Chapel Hill und führende Wissenschaftlerin auf dem Gebiet der Positiven Psychologie, hat die *Broaden-and-build-Theorie* der positiven Emotionen entwickelt und getestet. Diese Theorie behauptet, dass sich durch das Erfahren positiver Gefühle (wie zum Beispiel Lust, Interesse, Stolz, Zufriedenheit und Liebe) die Grenzen unseres Geistes erweitern sowie die Art und Weise, wie wir mit unterschiedlichen Lebensumständen umgehen. Dadurch wiederum bauen sich nachhaltige Ressourcen in uns auf, die uns in ungünstigen Lebensumständen widerstandsfähiger machen (Fredrickson, 2001). Sie hat gemeinsam mit ihren Kollegen festgestellt, dass sich positive Gefühle wie Zufriedenheit und Glück tatsächlich verstärken und schleichende negative Emotionen wie Wut oder Traurigkeit verringern lassen, wenn man Meditationen der liebenden Güte erlernt und über mehrere Wochen hinweg praktiziert. Außerdem konnten sie feststellen, dass die Praxis von liebender Güte ein größeres Sinnempfinden im Leben fördert, wie auch das Gefühl, von der Familie und von Freunden Unterstützung zu erfahren. Krankheitsbedingte Symptome wie etwa Schmerzen nahmen ab (Fredrickson et al., 2008). In einer ähnlichen Arbeit haben James Carson und seine Kollegen von der Medizinischen Fakultät der Duke University in North Carolina gezeigt, dass ein achtwöchiges Meditationsprogramm zur liebenden Güte bei Menschen mit chronischen Rückenschmerzen Wutgefühle mindert und Schmerzen verringert. Diese Studie beleuchtet die Verbindung von problematischen Emotionen (in diesem Falle von Wut) und von körperlichen Symptomen (z. B. Rückenschmerzen) und zeigt, wie sich durch eine Praxis, bei der man sich im Herzen öffnet (Meditation der liebenden Güte), destruktive Emotionen auflösen und hartnäckige Symptome mindern lassen und dadurch das Gesamtbefinden verbessert (Carson et al., 2005). Des Weiteren zeigte eine Studie, dass die Probanden bereits kurze Zeit (wenige Minuten), nachdem sie eine kleine Übung zur liebenden Güte erlernt und durchgeführt hatten, positiver gegenüber anderen empfanden und sich stärker mit ihnen verbunden fühlten. Diese Erkenntnisse legen nahe, dass sich das Gefühl von sozialer Isolation durch die Praxis der liebenden Güte lindern lassen kann (Hutcherson, Seppala und Gross, 2008).

– *Meditationspraxis* –

Liebende Güte

Die folgende angeleitete Meditationspraxis ist darauf ausgerichtet, Wohlwollen bzw. liebende Güte für einen bestimmten Ihnen nahestehenden Menschen und Sie selbst zu entwickeln. Allerdings kann sie auch auf andere angewendet werden: auf jemanden, den Sie sehr schätzen (wie einen lieben Freund oder einen verehrten Lehrer), auf jemanden, zu dem Sie ein neutrales Verhältnis haben (wie eine/einen Bekannte/n), auf jemanden, zu dem Sie ein schwieriges Verhältnis haben, oder im weitesten Sinne auf alle Menschen und Lebewesen.

- Führen Sie sich jemanden, den Sie lieben oder der gut zu Ihnen gewesen ist, vor Ihr inneres Auge.

  » Lächeln Sie, während Sie das Bild dieses Menschen in sich aufkommen lassen. Wenn Sie möchten, können Sie die Hand auf Ihr Herz legen, während Sie diese Praxis durchführen.

  » Sehen Sie diese Person vor sich, sagen Sie vielleicht ihren Namen und wünschen Sie ihr aufrichtig Gutes, indem Sie die folgenden Sätze oder auch andere Wörter verwenden, die für Sie stimmig sind. Lesen Sie jeden Satz ganz langsam und lassen Sie ihn in sich nachklingen, so dass Sie ihn in Ihrem Herzen fühlen können.

* *Mögest du frei von Not sein.*
* *Mögest du frei von Sorge, Angst und Wut sein.*
* *Mögest du glücklich und zufrieden sein.*
* *Mögest du gesund und heil sein.*
* *Mögest du die Dinge akzeptieren, wie sie sind.*
* *Mögest du leicht und unbeschwert leben.*

• Und nun sprechen Sie mit der gleichen Aufrichtigkeit und liebevollen Zuwendung, mit der Sie soeben einen geliebten Menschen angesprochen haben, sich selber an.

» Lächeln Sie sanft und legen Sie sich, wenn Sie möchten, die Hand aufs Herz.

» Lassen Sie zu, dass dieses tiefe Wohlwollen Sie erfüllt, indem Sie dieselben Formulierungen benutzen oder andere, die sich für Sie stimmig anfühlen. Lesen Sie jeden Satz ganz langsam und lassen Sie ihn in sich nachklingen, so dass Sie ihn in Ihrem Herzen fühlen können.

* *Möge ich frei von Not sein.*
* *Möge ich frei von Sorge, Angst und Wut sein.*

* *Möge ich glücklich und zufrieden sein.*
* *Möge ich frei von Schmerz sein.*
* *Möge ich die Dinge akzeptieren, wie sie sind.*
* *Möge ich mich wohlfühlen, Moment für Moment.*

Vergebung

Im Alter von 60 Jahren wird Tony immer noch von den Erinnerungen an eine traumatische Scheidung gequält, die vor über 25 Jahren stattgefunden hat. Seit dieser Begebenheit spielt er im Geiste jeden Tag die verletzenden Worte und verheerenden Handlungen seiner Ex-Frau aufs Neue durch. In seinen Augen hat sie sein Leben zerstört, weil sie ihm seine Kinder weggenommen, eine einstweilige Verfügung gegen ihn verhängt und die Forderung gewaltiger Unterhaltszahlungen durchgesetzt hat, die ihm selber nichts mehr zum Leben gelassen haben. Ihr Verhalten war für ihn so gehässig und ungeheuerlich, dass ihm niemals in den Sinn kommen würde, ihr zu verzeihen. Selbst jetzt noch, da er mit metastatischem Prostatakrebs lebt, erregt ihn der Verrat durch seine Ex-Frau zutiefst, und er erfährt noch immer dessen zersetzende Folgen.

So wie Tony hegen manche Menschen über Jahrzehnte hinweg einen Groll. Sie können die Tatsache nicht verwinden, von jemand anderem verletzt worden zu sein, und sie können diesen Teil der Vergangenheit einfach nicht loslassen. Andere wiederum halten an Reuegefühlen fest, weil sie selbst jemanden verletzt oder hintergangen haben.

Jetzt innehalten: Überlegen Sie einen Moment lang: Hegen Sie Bitterkeit gegenüber einem Menschen, der Ihnen Unrecht getan hat? Oder können Sie es sich selbst nicht verzeihen, dass Sie jemand anderem wehgetan haben?

Einen Groll hegen

Auf jemanden ärgerlich zu sein und ihm nicht verzeihen zu können (ob es nun um einen selber geht oder um einen anderen Menschen), das kann der physischen und psychischen Gesundheit einen hohen Preis abverlangen. Es verursacht innere Aufregung und Anspannung, die im Körper gärt und Stress erzeugt, und dies wiederum kann sich nachteilig auf die eigene Gesundheit auswirken (vanOyen Witvliet, Ludwig und Vander Laan, 2001). Forschungen haben gezeigt, dass jahrelang andauernder Groll mit erheblichen gesundheitlichen Störungen in Zusammenhang steht, darunter ein erhöhtes Herzinfarktrisiko, hoher Blutdruck, Magengeschwüre und Schmerzerkrankungen (wie z. B. Arthritis, Rückenprobleme, Migräne und chronische Schmerzen). Menschen, die einen Groll mit sich herumtragen, neigen auch eher zum Rauchen, einer schädlichen Angewohnheit, die ihrerseits das Risiko etlicher gesundheitlicher Probleme mit sich bringt (Messias et al., 2010).

Das Gegenmittel heißt Vergebung

Vergebung ist das Gegenmittel für Groll, Bitterkeit und Reue. Vergebung bedeutet, dass man anderen, die einen vielleicht verletzt haben, verzeiht, und auch mit sich selbst, wenn man andere oder auch sich selber verletzt hat, Erbarmen hat. Everett Worthington und seine Kollegen haben in einem ausführlichen Artikel über Vergebungstheorien und -forschungen darauf hingewiesen, dass es möglich ist, eine unversöhnliche Einstellung (Groll und Ärger, Hass, Wut und Bitterkeit) zu überwinden und gefühlsmäßig zu verzeihen (im eigenen Innern, ohne dass man jemandem dabei unbedingt Auge in Auge gegenüberstehen und vergeben muss), indem man positive Gefühle für andere Menschen erfährt, zum Beispiel Mitgefühl, Empathie, Sympathie, Liebe und Dankbarkeit (Worthington et al., 2005). Aus diesem Grunde können viele der Praktiken aus diesem Buch auch Ihnen dabei helfen, die Bereitschaft und die Fähigkeit zu entwickeln, anderen und sich selbst in der Vergangenheit zugefügtes Leid zu vergeben.

- Meditationspraxis -

Raum für Vergebung schaffen

- Nehmen Sie eine bequeme Position ein und bringen Sie Ihre Aufmerksamkeit für eine Weile auf die Wahrnehmung, wie sich Ihr Bauch bei jeder Ein- und Ausatmung hebt und senkt. Spüren Sie, wie Sie sich im Augenblick fühlen.
- Wenn Sie möchten, können Sie bei dieser Übung eine Hand auf Ihr Herz legen.
- Wiederholen Sie den folgenden Satz einige Male im Stillen. Lassen Sie die Worte in sich nachklingen, so dass Sie sie im Herzen fühlen können:

  * *Möge ich Vergebung erfahren.*
- Denken Sie nun an Momente, in denen Sie möglicherweise jemanden verletzt haben – absichtlich oder unabsichtlich.
- Benutzen Sie die folgenden Sätze oder auch andere Formulierungen, die sich für Sie stimmig anfühlen. Lassen Sie jeden Satz nachschwingen, so dass Sie ihn im Herzen fühlen können.

  * *Möge ich mir selbst vergeben.*

  * *Möge ich mir vergeben für jeglichen Schmerz, den ich anderen und mir selbst zugefügt habe.*

* *Möge ich mir vergeben für Fehler, die ich gemacht habe.*
* *Möge ich mir vergeben für Dinge, die ich versäumt habe.*

- Nehmen Sie wahr, ob Sie einen innerlichen Widerstand verspüren, sich zu vergeben. Atmen Sie in den Widerstand hinein.
- Denken Sie nun an einen Fall oder an Fälle, als andere Ihnen Unrecht getan haben.
- Bringen Sie in dem Maße, zu dem Sie gegenwärtig fähig sind, dafür Vergebung auf.
- Benutzen Sie die folgenden Sätze oder andere Formulierungen, die für Sie stimmiger sind. Lassen Sie jeden Satz nachklingen, so dass Sie ihn im Herzen fühlen können.

* *Ich vergebe dir.*
* *Ich vergebe dir für Schmerz oder Schaden, der mir zugefügt worden ist.*
* *Möge ich aus ganzem Herzen allen verzeihen, die mir wissentlich oder unwissentlich wehgetan oder Schaden zugefügt haben.*

- Nehmen Sie wahr, ob Sie einen Widerstand verspüren, anderen zu vergeben. Atmen Sie in den Widerstand hinein.
- Spüren Sie nach, wie Sie sich jetzt fühlen.

An jedem Tag …

Schicken Sie einer anderen Person im Stillen gute Wünsche. Das kann jemand sein, der gerade eine schwere Zeit durchmacht, oder auch nicht. Es kann ein geliebter Mensch sein, ein/e Bekannte/r oder jemand, mit dem Sie Schwierigkeiten haben.

Zur Erinnerung

Mitgefühl, Freundlichkeit und Vergebung können die Tür zur Heilung in Ihnen öffnen und eine Wärme und Weite entstehen lassen, die Sie mit anderen und mit Ihrer Umwelt vereint.

7

Großzügigkeit pflegen und an der Freude anderer teilhaben

Ein gutes Herz ist eine Quelle der Freude, die jedem in seinem Umkreis ein belebendes Lächeln schenkt.

WASHINGTON IRVING

Ich erinnere mich noch an ein Gespräch, das ich einmal mit einem lieben und weisen älteren Freund namens Leo führte. Leo war ein erfolgreicher Unternehmer mit einer liebenswürdigen, großzügigen Einstellung. Im Laufe der Jahre hatte er selbstlos viel Geld und Zeit gespendet, um einzelnen Menschen und Einrichtungen in seiner Gemeinde zu helfen. Eines Tages saßen wir gemeinsam in seinem Wohnzimmer, umgeben von Antiquitäten und preisgekrönten Kunstwerken, und er sagte: „Schauen Sie sich mal um. All das kann mir nicht helfen, wenn ich immer kränker werde, und wird auch nicht verhindern können, dass ich sterbe. Und ich kann nichts davon mitnehmen. Deshalb möchte ich Menschen in Not etwas davon abgeben und mit ihnen teilen, solange ich noch da bin und es noch kann. Und wissen Sie was, das ist ein richtig gutes Gefühl!"

Leos vernünftiger, inspirierender Ratschlag ist mir lange Jahre in Erinnerung geblieben. Tatsächlich macht uns Geben glücklich. Forschungsergebnisse belegen es: Menschen mit einer altruistischen

Einstellung sind glücklicher als Menschen ohne eine solche Einstellung, und selbstloses Geben hat weit mehr Vorteile als das Nehmen (Schwartz et al., 2003). Viele Menschen in unserer modernen Welt lassen sich von der Überzeugung leiten, dass noch mehr Geld und materieller Wohlstand sie glücklicher machen würden. Die Wahrheit ist jedoch, dass *mehr* nicht unbedingt gleichbedeutend mit *besser* ist, sobald unsere Grundbedürfnisse einmal gedeckt sind und wir einigermaßen komfortabel leben können. Das spiegelt sich auch in der bekannten Tatsache wider, dass die Menschen in den wohlhabendsten Ländern der Erde in Wirklichkeit allgemein als die unzufriedensten gelten. Schaut man sich einmal in einer typischen westlichen Stadt um, dann sieht man die Menschen herumhetzen, gierig Besitztümer horten und auf den Tag ihrer Pensionierung warten. Doch trotz allerbester Planung ist es manchmal möglich, dass dieser Tag niemals kommt. Tragödien und ernste Erkrankungen können jederzeit zuschlagen, oftmals dann, wenn man es am wenigsten erwartet. Vergessen Sie also nach jahrelangem Ansammeln von Besitz und angespartem Geld nicht, dass Sie nichts davon mitnehmen können, wenn Sie diese Welt verlassen. Wenn Sie sich hingegen *jetzt schon* um eine großzügige, gebende Einstellung bemühen, werden Sie wahrscheinlich noch ungeheuren Nutzen daraus ziehen. Sie werden sich froh und befreit fühlen, und Sie werden Erfüllung verspüren, wenn Sie merken, dass Sie anderen etwas geben können. Ihr Wunsch, etwas mit anderen zu teilen, kann auch über materielle Besitztümer und Geld hinausgehen. Etwas von sich selbst an andere weiterzugeben, auf eine persönlichere, weniger materielle Art, zum Beispiel Geschichten aus Ihrem Leben zu erzählen, Ihre Lieblingsrezepte mit jemandem zu teilen oder Kunstwerke zu verschenken, die Sie geschaffen haben, all das vermittelt eine tiefe Bedeutung und wird mit Gewissheit einen bleibenden Eindruck bei anderen hinterlassen.

Wie die Großzügigkeit ist auch die empathische Freude eine förderliche Eigenschaft, die uns mit anderen Menschen verbindet und uns glücklicher macht. „Empathische Freude" setzt sich aus zwei Wörtern zusammen: „Empathie" und „Freude". Empathie ist die Bereitschaft, die Gefühle eines anderen mitzufühlen. Die Neurowissenschaftlerin Tania Singer und ihre Kollegen sind gerade dabei, zu erkunden, was im Körper geschieht, wenn man Empathie zeigt. In einer Studie stellten sie fest, dass Hirnregionen, die mit dem eigenen Schmerzempfinden zu tun haben, aktiviert werden, wenn die Versuchsperson lediglich einen ihr nahestehenden Menschen beobachtet, der einer schmerzhaften Untersuchung unterzogen wird (Singer et al., 2004). Kurz gesagt, wenn man sieht, wie ein geliebter Mitmensch leidet, kann das einen ähnlichen Effekt im eigenen Körper auslösen – so als geschähe einem das Gleiche gerade selber. Freude ist eine positive Emotion, die mit Lust und Wohlbefinden assoziiert wird. Empathische Freude ist also das Gefühl echter Befriedigung, wenn man beobachtet, dass jemand anders glücklich ist; man selbst freut sich, wenn man merkt, dass sich jemand anders freut. Versuchen Sie – anstatt Neid oder Eifersucht zu hegen, wenn es jemand anderem gesundheitlich gut geht oder wenn er Glück erfährt – Ihr Herz zu öffnen und sich von Freude erfüllen zu lassen, ohne eine Gegenleistung zu erwarten. Mit großer Wahrscheinlichkeit werden Sie sich besser fühlen, weil es einen wunderbaren Welleneffekt gibt und sich die Freude exponentiell vermehrt.

Sinnvolles Geben

Haben Sie in Anerkenntnis der Tatsache, dass dies vermutlich die letzte Phase Ihres Lebens ist, schon bedacht und entschieden, wann und was Sie in welcher Form an andere weitergeben möchten? Wie kann Ihr Schenken für Sie und für Ihre Lieben am bedeutungsvollsten geschehen? Haben Sie all Ihre Besitztümer – auch die, die von einem großen Gefühls-, aber geringen Geldwert sind – an jene verteilt, die sie am meisten schätzen und lieben werden? Gibt es persönliche, weniger materielle Möglichkeiten, wie Sie etwas von sich weitergeben können, das Ihrer Familie und zukünftigen Generationen bleibende positive Erinnerungen an Sie hinterlassen wird? Wann ist der beste Zeitpunkt, um etwas weiterzugeben – ist er von Angesicht zu Angesicht, während Sie noch am Leben sind, oder möchten Sie lieber Anweisungen hinterlassen, die ausgeführt werden sollen, wenn Sie gegangen sind? Diese Fragen sind es wert, gut überlegt zu werden. Wenn Sie jetzt darüber nachdenken und entscheiden, werden Sie größeren Seelenfrieden haben, und es ist auch möglich, dass Sie dadurch Ihren Angehörigen oder Freunden näherkommen. Wenn Sie zu Ihren Lebzeiten noch nichts weggeben möchten, sollten Sie zumindest aussortieren und entsprechende Verfügungen treffen. Am besten legen Sie Ihre Wünsche schriftlich nieder, in Form eines Testaments oder eines Briefes, um eventuellen späteren Wirrungen vorzubeugen.

Materiellen Besitz loslassen

Sehen Sie sich einmal um. Alles, was Sie besitzen, wird irgendwo hinkommen: ins Haus Ihrer Angehörigen, in einen örtlichen Secondhandladen, in ein Auktionshaus oder in den Müll. Nichts, was Sie besitzen, wird mit Ihnen gehen, wenn Sie sterben. Deshalb können Sie es entweder anderen überlassen, sich darum zu kümmern, oder Sie können eine aktive Rolle übernehmen und selbst bestimmen, welchen Weg Ihre Andenken, Ihre Erinnerungsstücke und Ihre anderen besonderen Wertsachen oder Dinge, die Sie sich hart erarbeitet haben, gehen sollen. Die Entscheidung liegt bei Ihnen.

Es könnte für Sie und für die Empfänger durchaus von Wert sein, wenn Sie Ihre Besitztümer persönlich, während Sie noch am Leben sind, weitergeben. Erwägen Sie, ob Sie Ihren Kindern oder Enkelkindern etwas schenken wollen, das für Sie selbst einen großen emotionalen Wert besitzt, und ob Sie ihnen dabei die Geschichte dieses Stückes erzählen wollen. Es wird mit Sicherheit auch Ihre eigene Seele erheben, wenn Sie mit ansehen, wie das Gesicht eines anderen aufleuchtet.

Jetzt innehalten: Nehmen Sie sich etwas Zeit, um wahrzunehmen, wie Sie sich jetzt fühlen, da Sie über Ihre Besitztümer und deren Geschick nachdenken.

Eine persönliche Note: Einen Teil von sich an andere weitergeben

Es gibt buchstäblich unzählige Möglichkeiten, wie Sie einen Teil von sich an die wichtigsten Menschen in Ihrem Leben weitergeben können – liebevolle Fortsetzungen Ihrer selbst, die man mit nichts auf dieser Welt bezahlen kann. Durch diese Art des aufmerksamen Schenkens werden die anderen tief berührt sein und sich liebevoll an Sie erinnern. Sie können zum Beispiel Geschichten aus Ihrem Leben erzählen (eventuell mit einem digitalen Audio- oder Videogerät aufgezeichnet, so dass sich die anderen an die Einzelheiten erinnern, weiterhin Ihre Stimme hören und Sie sehen können), Ihren

Familienstammbaum dokumentieren, Briefe oder Gedichte schreiben, Lieder komponieren, Kunstwerkliches oder Bastelarbeiten herstellen und Familienrezepte und -fotos weitergeben. Denken Sie daran, dass alles, was Sie auf diese Weise verschenken, Sie ganz persönlich zum Ausdruck bringt; von daher sind die Möglichkeiten mannigfaltig. Überlegen Sie sich auch, ob Sie für diejenigen Mitglieder Ihrer Familie, die erst noch geboren werden müssen, etwas Bedeutsames hinterlassen möchten. Das könnte eine Möglichkeit sein, wie diese Sie kennenlernen können, auch wenn sie nicht die Möglichkeit haben, Ihnen selbst zu begegnen.

Meine Mutter war eine begeisterte und begabte Strickerin. Auch als ihre Gesundheit in ihren letzten Lebensjahren nachließ, hat sie noch gestrickt. Sie hat viele wunderschöne Pullover, Decken, Socken und Babysachen hergestellt und diese an alle in der Familie verschenkt. Bis zum heutigen Tag, fast 30 Jahre später, hege und pflege ich immer noch die von Mutter gestrickten Accessoires und denke mit einem Lächeln an sie, wann immer ich sie trage. Und die Babysachen, die sie gestrickt hat, sind an alle meine Neffen weitergegeben worden, die fast alle erst auf die Welt gekommen sind, als sie schon gestorben war.

Bei einem Forschungsprojekt, das ich gemeinsam mit der geschätzten Musiktherapeutin Suzanne Hanser durchgeführt habe, haben Frauen mit fortgeschrittenem Brustkrebs an einem Programm mit Musik teilgenommen, das ihnen helfen sollte, besser mit den krankheitsbedingten Herausforderungen fertig zu werden (Hanser et al., 2006). Eine Teilnehmerin erzählte Folgendes:

Ich habe (gemeinsam mit der Musiktherapeutin) ein Lied für meine Enkelkinder geschrieben, die noch nicht geboren sind. Das war eine große Katharsis. Es ist eine derartige Erleichterung, zu wissen, dass ich praktisch alles aufgeschrieben habe, was ich ihnen je würde sagen wollen, auch wenn ich wahrscheinlich nicht mehr da bin, wenn sie geboren werden. Das war eine wunderbare Erfahrung.

Ich erinnere mich auch an Dennis, einen Mann Mitte fünfzig, mit dem ich als Hospizschwester gearbeitet habe. Dennis hat an jeden besonderen Menschen in seinem Leben einen Brief geschrieben, auch an seine Kinder und Enkelkinder (einschließlich derer, die erst noch geboren werden sollten).

In jedem Brief richtete er sich ganz persönlich an den jeweiligen Adressaten und schilderte die Eigenschaften, die er an ihm bewunderte, besondere Erinnerungen an gemeinsame Erlebnisse sowie seine Hoffnungen und Träume für die Zukunft dieses Menschen.

- *Reflexionspraxis* -

Sich mitteilen und dadurch seine Liebe zeigen

- Lassen Sie sich zur Ruhe kommen, indem Sie Ihre Aufmerksamkeit auf Ihre Atmung oder auf andere Wahrnehmungen im Körper richten. Verweilen Sie ein bis zwei Minuten mit geschlossenen Augen oder sanft nach vorne gerichtetem Blick. Spüren Sie, wie Sie sich fühlen.
- Denken Sie an die Menschen in Ihrem Leben, die Ihnen am meisten bedeuten.
- Überlegen Sie bei jeder Person, ob es etwas gibt, was Sie an sie weitergeben möchten; entweder ein Stück aus Ihrem Besitz oder ein Stück von Ihnen selbst.

  » Was ist es?

» Was wäre der bedeutungsvollste Weg, es dieser Person zu übergeben?

» Was können Sie dafür tun, damit Sie es der Person auf die gewünschte Weise übergeben können?

- Wenn Sie die vorhergehenden Fragen für jeden der wichtigen Menschen in Ihrem Leben betrachtet haben, sollten Sie in sich hineinhorchen und wahrnehmen, wie Sie sich nun fühlen. Erlauben Sie sich zu fühlen, was immer in Ihnen aufsteigt. Bleiben Sie dabei und atmen Sie hinein, ohne zu versuchen, irgendetwas zu verändern.

An der Freude anderer teilhaben

Denken Sie an Leute, die Sie kennen und die es anscheinend im Leben ganz leicht haben. Diese sind vielleicht mit einer guten Gesundheit, mit reichen Talenten, liebevollen Beziehungen und finanzieller Sicherheit gesegnet und müssen sich, aus Ihrer Perspektive gesehen, um nichts in der Welt Sorgen machen. Was für ein Gefühl haben Sie, wenn Sie an solche Menschen denken?

Im Allgemeinen ist es leichter, sich über das Glück anderer zu freuen, wenn es einem selbst gut geht und man selbst glücklich ist, oder wenn man die betreffenden Menschen gern hat. Die Herausforderung ist die, geteilte Freude ungeachtet der Umstände zu empfinden: auch dann, wenn es einem selbst nicht gut geht, wenn man die betreffende Person nicht gern hat und wenn dabei *nichts für einen selbst* herausspringt – das heißt, wenn man persönlich nichts vom Glück des anderen hat.

Vielleicht fragen Sie sich, warum Sie die Freude eines anderen bedingungslos teilen sollten. Die Alternative bestünde darin, Neid oder Gleichgültigkeit zu empfinden. Neid ist eine destruktive Gefühlsregung, die uns die Sicht auf die Dinge, so wie sie sind, vernebeln kann – auch auf das Gute, das möglicherweise direkt vor uns liegt. Neid kann uns einengen, zermürben und reizbar machen. Eine gleichgültige Einstellung ist zwar gewiss nicht so ätzend wie der Neid, geht jedoch mit einer gewissen Abstumpfung und Apathie einher, die uns daran hindern, Lebendigkeit und Freude zu empfinden und das grundlegend Gute an anderen Menschen wahrzunehmen. Bedenken wir also, wie es sein könnte, wenn wir uns innerlich öffnen und die Freude an der guten Gesundheit, dem Frohsinn und dem Glück eines anderen miterleben.

- Meditationspraxis -

Mitgefühlte Freude

- Führen Sie sich jemanden vor Augen, den Sie sehr schätzen, der glücklich ist und viel Gutes in seinem Leben hat wie Gesundheit, reiche Begabungen, Wohlstand, eine liebevolle Familie, ein schönes Zuhause oder ein gutes Leben im Allgemeinen. Es kann auch nur eines dieser Attribute sein, da ja in der Realität kaum jemand ein perfektes Leben hat. Bei dieser Person kann es sich um einen geliebten Menschen, um einen Freund oder um eine liebe Lehrerin handeln.

» Lächeln Sie, während Sie sich diese Person vor Ihrem geistigen Auge vorstellen.

» Lassen Sie sich vom Grunde Ihres Herzens mit Freude erfüllen.

» Sprechen Sie im Stillen folgende Wünsche für diese Person aus:

* *Mögest du weiterhin so glücklich sein.*

* *Möge das Glück dich nicht verlassen.*
* *Möge alles Gute in deinem Leben blühen und gedeihen.*

• Stellen Sie sich jetzt jemanden vor, zu dem Sie ein neutrales Verhältnis haben und der glücklich ist und offensichtlich Gutes in seinem Leben hat. Es ist eine Person, die Ihnen bekannt ist, zu der Sie aber keine persönliche Beziehung haben, so dass Sie weder spontane Zuneigung noch Abneigung empfinden, wenn Sie an diese Person denken.

» Lächeln Sie, während Sie sich diese Person vor Augen führen.

» Lassen Sie sich vom Grunde Ihres Herzens mit Freude erfüllen.

» Sprechen Sie im Stillen folgende Wünsche für diese Person aus:

* *Mögest du weiterhin so glücklich sein.*
* *Möge das Glück dich nicht verlassen.*
* *Möge alles Gute in deinem Leben blühen und gedeihen.*

• Stellen Sie sich nun jemanden vor, den Sie nicht mögen, der Sie nicht mag oder der im Umgang schwierig für Sie ist, und der glücklich ist und offensichtlich Gutes in seinem Leben hat.

» Lächeln Sie, während Sie sich diese Person vor Augen führen.

» Lassen Sie sich vom Grunde Ihres Herzens mit Freude erfüllen.

» Sprechen Sie im Stillen folgende Wünsche für diese Person aus:

* *Mögest du weiterhin so glücklich sein.*
* *Möge das Glück dich nicht verlassen.*
* *Möge alles Gute in deinem Leben blühen und gedeihen.*

» Nehmen Sie wahr, ob Sie irgendwelchen inneren Widerstand empfinden. Wenn ja, dann atmen Sie in den Widerstand hinein.

- Spüren Sie nach, wie Sie sich jetzt fühlen.

An jedem Tag ...

Schenken Sie anderen etwas, auch wenn es nur etwas Kleines und Unscheinbares ist; machen Sie zum Beispiel jemandem ein Kompliment. Lächeln Sie, wenn Sie andere sehen, die mit guter Gesundheit und mit Glück gesegnet sind.

Zur Erinnerung

Wenn Sie Großzügigkeit kultivieren, werden Sie Befriedigung erfahren, weil Sie merken, dass Sie anderen etwas geben können. Wenn Sie Ihr Herz öffnen und sich an der Freude anderer mitfreuen, wird es leichter, Neidgefühle aufzulösen und auch Ihr eigenes Wohlbefinden weiter zu fördern.

8

Das Gestern und das Heute wertschätzen

Ein Leben, das in Dankbarkeit gelebt wird, umgibt eine friedliche Ruhe, eine stille Freude.

Ralph H. Blum

Das Leben verändert sich, wenn man eine lebensbedrohliche Krankheit hat. Dinge, die einem in der Vergangenheit Spaß gemacht haben, gehören nun vielleicht immer weniger zum eigenen Leben dazu. So mag zum Beispiel Ihre Fähigkeit eingeschränkt sein, Reisen zu machen, Veranstaltungen zu besuchen, zu tanzen, Sport zu treiben, zu kochen oder Arbeitsvorhaben auszuführen. Doch obwohl Sie vielleicht nicht mehr in der Lage sind, all das zu tun, was Sie einmal konnten, ist dies eine Chance für Sie, sich selbst auf ganz neue Weise kennenzulernen. Es ist eine Gelegenheit, das Gute in Ihrem Leben hier und jetzt auszukosten, auf Wegen, die Sie überraschen könnten, und sich an frühere Erfahrungen in Ihrem Leben so zu erinnern, dass Sie Dankbarkeit und Bereicherung darüber empfinden, wer Sie jetzt sind.

Wir alle kennen die Redensart „Man muss dankbar sein für das, was man hat“. Dieses Klischee mag zwar abgenutzt sein, doch die Botschaft bleibt tiefsinnig. Die meisten Menschen nehmen sich in der Tat nicht genug Zeit, um sich all die Segnungen, die ihnen zuteilgeworden sind, in aller Tiefe zu vergegenwärtigen. Jene, die mit einer ernsten Erkrankung konfrontiert sind, erfahren vielleicht den Anstoß, einmal alle Gaben zu zählen, die das Leben ihnen geschenkt hat, um dadurch Sinn zu schaffen und ihr Leben in die richtige Perspektive zu rücken. Manche jedoch haben große Schwierigkeiten, Dankbarkeit zu empfinden, weil sie sich als Opfer sehen oder von Wut oder Niedergeschlagenheit erfüllt sind über das, was mit ihnen geschieht.

Die Vorteile von Dankbarkeit

Dankbarkeit tut uns in der Tat gut. Intuitiv wissen wir das, und die Forschung stützt diese Wahrnehmung. Studien, die von Robert Emmons von der University of California-Davis und von Michael McCullough von der University of Miami durchgeführt worden sind, haben die persönlichen Vorteile von Dankbarkeit (auch mit den Begriffen „Wertschätzung“, „Würdigung“ oder „Erkenntlichkeit“ umschrieben) dokumentiert. Menschen, die dankbar sind für das, was sie im Leben haben, sind glücklicher, weniger niedergeschlagen und deprimiert, zufriedener mit dem Leben im Allgemeinen, vitaler und optimistischer und stehen weniger unter Stress als jene, die keine dankbare Einstellung aufweisen (Emmons und McCullough, 2003; McCullough, Emmons und Tsang, 2002). Es ist nicht so, als sähen sie die Welt durch eine rosarote Brille, denn Studien zeigen, dass dankbare Menschen die negativen Aspekte des Lebens durchaus nicht leugnen. Sie sind vielmehr in der Lage, das Gute und das Schlechte so zu integrieren, dass Sinn und Wertschätzung entstehen, wobei materielle Besitztümer kaum von Belang sind. In den Höhen und Tiefen des Lebens spielen einfache nicht-materielle Dinge die wichtigere Rolle. Dankbare Menschen besitzen auch ein stärkeres Gefühl der Verbundenheit mit anderen. Sie sind gutherzig und sorgen sich aufrichtig um das Wohlergehen anderer. Sie teilen das, was sie haben, reichlich mit anderen und reichen jenen in Not ihre Hand. Weil sie sich selber gesegnet und erfüllt fühlen, fließen Mitgefühl und Großzügigkeit ganz selbstverständlich von ihnen zu anderen hin.

Allerdings besitzt nicht jeder eine dankbare Einstellung. Die gute Nachricht lautet aber, dass man diese Eigenschaft durch Reflexion und durch Schreiben kultivieren kann. Studien haben gezeigt, dass es von Wert ist, ein „Dankbarkeitstagebuch" zu führen. Menschen, die nachforschen und sich aufschreiben, für welche Dinge in ihrem Leben sie Dankbarkeit empfinden, geht es nicht nur physisch besser (sie weisen weniger Krankheitserscheinungen auf), sondern auch psychisch (sie sind zufriedener und optimistischer). Außerdem erreichen sie persönliche Ziele im Leben eher als jene, die sich andere Dinge notieren, zum Beispiel alltägliche Ärgernisse oder Ereignisse, oder inwiefern es ihnen besser gehe als anderen (Emmons und McCullough, 2003). Nachdem sie Buch geführt hatten über kleine und große Dinge, für die sie dankbar waren, konnten Menschen mit lähmenden neuromuskulären Erkrankungen mehr Freude, Vitalität und Verbundenheit mit anderen empfinden. Sie konnten auch besser schlafen und wiesen eine insgesamt positivere Lebenseinstellung auf (ibd.). Kurz gesagt, die Forschung zeigt, dass Dankbarkeit – ob sie nun durch eine natürliche Veranlagung besteht oder durch Praktiken wie das Aufschreiben entwickelt wird – bei Menschen mit und ohne schwerwiegende Erkrankung gleichermaßen das Wohlbefinden fördert und die Qualität zwischenmenschlicher Beziehungen stärkt. Das Fazit ist, dass uns eine dankbare Einstellung in vielerlei Hinsicht gut tut.

Dankbarkeit und ein erfülltes Leben

Bruder David Steindl-Rast hat ausführlich über die Tugenden der Dankbarkeit gesprochen und geschrieben. Für ihn gehört Dankbarkeit zu einem erfüllten Leben untrennbar dazu. Es ist nicht möglich, erfüllt zu leben, wenn wir die zahllosen Geschenke, die tagtäglich vor uns liegen, nicht anerkennen (Steindl-Rast, 1984). Wie Bruder David sagt, müssen wir „aufwachen" (ibd.). Wir brauchen einen frischen, wachen Blick, um die Überraschungen wahrzunehmen, die sich uns offenbaren, wenn wir nur wach genug dafür sind, und wir müssen uns mit einem Gefühl von Ehrfurcht erfüllen lassen. In jenen Momenten des Erkennens und des Staunens können wir ein inneres Wissen darum empfangen, was es heißt, dankbar zu sein. Dankbarkeit ist die Pforte, die unser Herz zum Mitgefühl hin öffnet: anderen mit sanftem, freundlichem Blick in die Augen zu sehen, zu erkennen und wertzuschätzen, was sie für einen getan haben, und sich aufrichtig alles erdenklich Gute für sie zu wünschen.

Bestand aufnehmen an schlichten Freuden

Das Kultivieren von Achtsamkeit ist der Schlüssel, damit man aufwachen und schlichte Freuden richtig wahrnehmen kann. Schlichte Freuden sind Kleinigkeiten, die wenig oder gar nichts kosten. Dazu kann gehören, in ein Bett mit frischen, sauberen Laken zu steigen, ein Schaumbad zu nehmen, der Musik eines Streichquartetts zu lauschen, zum Mond und zu den Sternen emporzublicken, an einer Erdbeereiswaffel zu lutschen, eine Tasse Tee vor einem knisternden Kaminfeuer zu trinken und Kindern auf dem Spielplatz zuzusehen. Die Liste möglicher schlichter Freuden ist schier grenzenlos und von Mensch zu Mensch verschieden. Was der eine als erfreulich betrachtet, kann für den anderen ganz anders sein. Vielleicht stellen Sie sogar fest, dass Ihre eigenen schlichten Freuden von Tag zu Tag variieren – abhängig davon, wie Sie sich fühlen, wie das Wetter ist, mit wem Sie zusammen sind oder was sich gerade spontan ergibt. Es ist wichtig, dass Sie gut auf die kleinen Kostbarkeiten achten, die auf Sie warten. Wenn Sie vollkommen auf den Arzttermin in der nächsten Woche fixiert sind, könnten Ihnen die Zugvögel entgehen, die gerade über Ihnen vorbeifliegen. Halten Sie bei jeder schlichten Freude, die Sie erfahren und wahrnehmen dürfen, kurz inne, lächeln Sie und seien Sie dankbar für jenen Augenblick – einen Augenblick von ungetrübter Schönheit.

In seinen beiden letzten Lebensjahren hatte mein Vater die Fähigkeit, zu schlucken, verloren. Die schlichten Freuden des Essens und Trinkens, die die meisten von uns als selbstverständlich betrachten, wurden diesem Mann der wenigen Worte geraubt. Nach seiner Pensionierung hatte mein Vater große Freude daran gehabt, täglich auf den Markt zu gehen, frisches Gemüse, Meeresfrüchte oder Fleisch einzukaufen und eine köstliche Geschmackskreation daraus zu zaubern, die er dann mit einem Glas Merlot genoss. Essen gehen, eines seiner großen Hobbys, und das Planen und Zubereiten von Feiertagsessen für Familie und Freunde waren ihm dann plötzlich nicht mehr möglich. Selbst ein Löffelchen Eiscreme, ein einzelnes Eisstückchen oder seinen eigenen Speichel zu schlucken fiel ihm schwer und konnte ernste Konsequenzen nach sich ziehen (zum Beispiel eine Infektion der Lunge).

Für meinen Vater war es kein leichter Weg, neue Freuden zu finden und zu erfahren. Dennoch wurde es ihm möglich. Sein gelber Labrador-Retriever Daisy bereitete ihm unbeschreibliche Freude. Sein Gesichtsausdruck schmolz zu einem Grinsen, wenn er Daisy in ihre großen braunen Augen blickte und sie ihren Kopf an seine Brust legte, während sie beide gemeinsam auf dem Sofa saßen. Dann klopfte er ihr auf den Bauch, und sie bekundete ihre Dankbarkeit, indem sie ihm das Gesicht ableckte. Seine Ruhezeit mit Daisy war für Vater wichtiger als alles andere. Er dankte ihr jeden Tag im Stillen dafür, seine beste Freundin und treue Gefährtin zu sein.

Vater war auch dankbar dafür, dass er noch gehen und kurze Spaziergänge ums Haus unternehmen konnte (weit entfernt von seinen Tagen als Marathonläufer). Er saß oft mit Daisy zu seinen Füßen im Liegestuhl und saugte die Sonne Neuenglands auf. Er ließ sich anregen durch den Gesang der Vögel, durch flauschige Wolken, die über den tiefblauen Himmel zogen, durch Ahornbäume, die im leichten Windstoß schwankten, und durch die frische, belebende Bergluft von Vermont, die seine Lungen füllte. Die Natur nährte ihn. Das „Einfache" war zufriedenstellend.

Ich erinnere mich auch an eine 38-jährige Frau namens Jennifer, die wegen einer Krebsbehandlung lange im Krankenhaus bleiben musste. Nach wochenlangem Klinikaufenthalt kehrte sie mit einem neuen Blick nach Hause zurück. Ihr Zuhause war vorher schon vertraut und tröstlich für sie gewesen, doch nun konnte sie es auf eine Art und Weise erfahren, die sie nie zuvor erlebt hatte. Sie erzählte mir Folgendes:

Kürzlich stand ich gerade an der Heizung und wollte mir etwas zu lesen nehmen. Da dachte ich: „Ah, ich stehe bei der Heizung. Es ist warm. Ich bin in meinem Zuhause. Ist das herrlich."

Jetzt innehalten: Machen Sie für einen Moment Pause, lassen Sie Ihr Bewusstsein weit werden, und beantworten Sie diese Fragen:

- *Welche schlichten Freuden sind mir in diesem Moment gegeben?*
- *Was kann ich sehen, hören, riechen, schmecken oder fühlen, das mir in diesem Augenblick angenehm ist?*

- *Welche angenehmen Farben, Lichtverhältnisse, Formen, Geruchs- und Geschmacksempfindungen oder Empfindungen an meiner Haut kann ich wahrnehmen?*
- *Lassen Sie sich von Dankbarkeit erfüllen. Ruhen Sie im Bewusstsein, dankbar zu sein.*

Die Liebe und Fürsorge anderer wertschätzen

Sie können Ihre Wertschätzung für andere Menschen zum Ausdruck bringen, die etwas für Sie getan haben, von frühester Kindheit an und durch all die Jahre hindurch bis zum jetzigen Zeitpunkt. Vom Moment Ihrer Geburt an und während all Ihrer Kindheitsjahre haben Sie Liebe und Fürsorge durch Ältere erfahren, die Sie unterstützt und Ihnen geholfen haben, eine gute Grundlage für Ihr weiteres Leben zu legen. Das können die Eltern, die Großeltern oder andere Familienangehörige gewesen sein oder Menschen, die nicht mit Ihnen verwandt sind, etwa Nachbarn, Lehrkräfte oder Beratungspersonen. Selbst wenn Sie aus einem schwierigen Zuhause kamen, hat sich irgendjemand um Sie gekümmert und Sie fürsorglich geleitet, während Sie sich Ihren Weg im Leben gesucht haben. Als Sie heranwuchsen, hat sich der Kreis erweitert um Freunde und Freundinnen, einen Ehepartner, Kinder, Nichten und Neffen, neue Nachbarn, weitere Lehrer und Haustiere. Ob diese noch leben oder bereits verstorben sind, hat doch jeder durch Zuneigung, Fürsorge und Rat dazu beigetragen, dass Sie zu dem Menschen geworden sind, der Sie sind. Haben Sie Ihre Dankbarkeit diesen Menschen gegenüber je anerkannt und entweder persönlich, brieflich, telefonisch oder auch nur im Stillen für sich selbst zum Ausdruck gebracht?

Wenn Sie Ihre Welt betrachten, so wie sie heute ist, wer sind dann jene besonders nahen Menschen, die Ihnen Flügel wachsen lassen, an deren Schulter Sie sich lehnen können, wenn Sie umzufallen drohen, die Ihnen ein offenes Ohr leihen, wenn Sie sich aussprechen müssen, und die Sie liebevoll umarmen, wenn Sie am Boden zerstört sind? Abgesehen von der praktischen Hilfe durch all das, was diese Menschen für Sie *tun* – Sie zum Arzt zu fahren, Ihre persönlichen Angelegenheiten in Ordnung zu halten, Essen für Sie zu machen, die Wäsche zu waschen, das Haus zu putzen oder einzukaufen –, können Sie noch wahrnehmen, wie es ist, mit ihnen *zusammen zu sein?* Merken Sie, wie diese Menschen durch die Art, wie sie Sie ansehen, Ihnen zuhören, Sie berühren oder einfach bei Ihnen sind, ihre Liebe und Zuneigung vermitteln? In welcher Weise, ob groß oder klein, sind sie für Sie da? Haben Sie in letzter Zeit Ihre Dankbarkeit gegenüber den besonderen Menschen in Ihrem Leben richtig zum Ausdruck gebracht?

Denken Sie nun an all die medizinischen Fach- und Pflegekräfte, die freundlich und mitfühlend für Sie da sind – vielleicht Tag für Tag, Jahr für Jahr: Ihre Krankenschwestern, Ärzte, mobilen Pflegekräfte, Sozialarbeiter, Masseure, Physiotherapeuten oder Psychotherapeuten und andere. Sicher ist es deren Job, sich um Sie zu kümmern, aber Sie wissen selbst, welche die Besonderen sind: diejenigen, denen Sie und Ihr Wohlergehen wirklich am Herzen liegen und die über die Grunderfüllung ihrer Pflichten weit und tief hinausgehen.

Steve, ein 50-jähriger Versicherungskaufmann mit Krebs, erzählte mir, wie sich seine Einstellung zu den Pflegekräften, die ihn während des langen Klinikaufenthalts betreuten, durch das Erlernen von Achtsamkeit verändert hat:

Ich glaube, ich habe dadurch viel stärker wahrgenommen, welch eine gute Pflege ich bekommen habe. Das ist wirklich wie ein Privileg. Natürlich wäre ich am liebsten gar nicht in dieser Situation, aber da ich es nun mal bin, ist es doch wunderbar, dass ich so gut behandelt werde.

Jetzt innehalten: Nehmen Sie sich einen Moment Zeit, um an die Menschen zu denken, die Sie pflegen. Welche Qualität hat deren Gegenwart? In welcher Weise sind sie für Sie da? Welches Gefühl haben Sie, wenn Sie an sie denken? Haben Sie Ihre Dankbarkeit diesen besonderen pflegenden Menschen gegenüber angemessen zum Ausdruck gebracht?

Zurückblicken

Es ist allgemein anerkannt, welchen Wert es hat, wenn man über das eigene Leben Rückschau hält und es reflektiert. Besonders hilfreich soll das im

Umgang mit Altersdepressionen sein (Bohlmeijer, Smit und Cuijpers, 2003). Sie selbst können diesen Prozess des Zurückblickens noch erweitern, wenn Sie während der Rückschau auf Ihr Leben ein Gefühl von Dankbarkeit aufkommen lassen. Sie werden vielleicht feststellen, dass Ihnen das hilft, in Ihrem Leben als Ganzem einen Zusammenhang und einen Sinn zu sehen, wieder eine Perspektive zu finden und die unterschiedlichen Aspekte des Lebens, das Sie gelebt haben, zu würdigen – die Höhen, die Tiefen und die besonderen Menschen – und auch, wie Sie selbst als Mensch gewachsen sind.

Nach einem schweren Schlaganfall lebt Troy, ein siebzigjähriger Ingenieur im Ruhestand, mit fortschreitender Herzinsuffizienz und weiteren Komplikationen durch den Schlaganfall. Gehen, Sprechen und Essen bereiten ihm erhebliche Schwierigkeiten. Doch trotz der großen Verluste, die er hat hinnehmen müssen, kann Troy das schätzen, was er noch hat, nämlich seinen Verstand. Als Ingenieur hat ihm sein Verstand gute Dienste geleistet, und obwohl Troy krank ist, kann er immer noch genau und kritisch denken, mathematische Gleichungen lösen und sich erinnern. Sein intaktes Gedächtnis funktioniert immer noch ausgezeichnet, wenn er viele Stunden damit zubringt, über sein Leben zu reflektieren – ein gut gelebtes Leben. Er entsinnt sich seiner bescheidenen Anfänge als Kind, und wie er damals mit seinem besten Freund Steinehüpfen gespielt hat; an die schicksalshafte Sitzung, die ihm ein Stipendium am Massachusetts Institute of Technology (MIT) beschert hat; an die Betreuung, die er durch einen berühmten Professor erfuhr; an seine Tage im College; an die Begegnung mit seiner Frau und die besonderen Familientreffen mit seinen Kindern und Enkelkindern. Auch die schwierigeren Erinnerungen vergisst er nicht, wie etwa den Verlust seines Jobs, sein tot geborenes Kind und seine gegenwärtige Krankheit. Wenn die unterschiedlichen Bilder der Vergangenheit in Troys Gedächtnis aufsteigen, erfüllt ihn Dankbarkeit für die reichhaltigen Erfahrungen, die seinem Leben Sinn und Kraft verliehen haben. Vor seinem geistigen Auge kann er die Erfahrungen aus der Vergangenheit im gegenwärtigen Augenblick so lebendig werden lassen, dass ihn hier und jetzt Vitalität und Freude erfüllen. Dankbarkeit erfüllt jede Zelle seines Körpers, da er die reichhaltigen Gaben zu würdigen weiß, die ihm das Leben in den vergangenen sieben Jahrzehnten geschenkt hat.

Wenn der Dankbarkeit Hindernisse im Weg stehen

Möglicherweise fällt es Ihnen schwer, Offenheit und Dankbarkeit zu verspüren; insbesondere dann, wenn Sie gerade wütend, reizbar und übellaunig sind oder Schmerzen haben. Statt sich zu schelten, dass Sie keine Dankbarkeit empfinden können, sollten Sie das lieber akzeptieren und still damit sitzen. Beobachten Sie Ihre Gedanken und Gefühle, nehmen Sie wahr, wie sich diese abwechseln, und öffnen Sie sich der Einsicht in das, was Sie denken und was Sie empfinden. Gehen Sie sanft mit sich um und erkennen Sie an, dass man sich nicht zur Dankbarkeit zwingen kann. Lassen Sie sie vielmehr auf natürliche Weise aufkommen, so dass es sich echt und ehrlich anfühlt. Durch die Kultivierung von Achtsamkeit und Mitgefühl wird sie sich von selber zeigen. Die in diesem Buch vorgestellten Praktiken können dabei helfen, der Dankbarkeit einen fruchtbaren Boden zu bereiten, so dass sie keimen und gedeihen kann.

- Reflexionen über Dankbarkeit -

Sie können die folgenden Praktiken als bloße Meditationen durchführen oder unterstützt durch Notizen in Ihrem Tagebuch. Ziel ist es hier, dass Sie mit Aspekten aus Ihrem gegenwärtigen und vergangenen Leben in Verbindung kommen, für die Sie aufrichtig dankbar sind.

- Nehmen Sie eine bequeme Position ein, und lassen Sie Ihren Geist im Rhythmus Ihrer Atmung oder eines anderen neutralen Bewusstseinspunktes, der Ihnen angenehm ist, zur Ruhe kommen.
- Sitzen Sie ruhig da und lassen Sie vor Ihrem geistigen Auge für Sie bedeutsame Bilder oder Erlebnisse aufsteigen. Lassen Sie diese tief in sich nachklingen. Es ist am günstigsten, diese Praxis nicht in Eile durchzuführen. Nehmen Sie sich bei jedem Aspekt in Ihrem Leben, für den Sie dankbar sind, mindestens fünf Minuten Zeit, um über ihn nachzusinnen und in seinem Bewusstsein zu verweilen.
- Versuchen Sie, jeden solchen Aspekt möglichst konkret und genau zu benennen und sich ihn vor Augen zu halten.

» *In diesem Moment in meinem Leben bin ich dankbar für:*

- Die schlichten Freuden der Natur, Musik, Farben und Licht, Kinder, Geruch und Geschmack, Berührungen, Hobbys
- Besondere Menschen, die mich lieben und denen ich etwas bedeute
- Fürsorgliche, kompetente Pflegekräfte, die mich ausgezeichnet betreuen
- Meine Tiere
- Das Dach über meinem Kopf
- Meine Fähigkeit, zu …

» *Wenn ich auf meine Vergangenheit zurückblicke, bin ich dankbar für:*

- Besondere Menschen, ob sie noch leben oder schon gestorben sind, die mich geliebt und sich um mich gekümmert haben: Eltern oder Großeltern; Geschwister; Kinder; andere Verwandte wie Onkel, Tanten, Cousins und Cousinen; Freunde und Freundinnen; Lehrer; frühere Partner oder Geliebte
- Sinnvolle oder erfreuliche Arbeit, oder beides
- Orte, die ich besucht habe
- Schwierige Erfahrungen, die mich zu einem stärkeren oder besseren Menschen gemacht haben

- Verweilen Sie in Stille und lassen Sie zu, dass Sie von Dankbarkeit erfüllt werden. Nehmen Sie wahr, wie sich Ihr Körper fühlt. Nehmen Sie wahr, welche Gedanken und Emotionen aufsteigen.
- Nehmen Sie wahr, ob Sie bei dieser Praxis irgendwelche Widerstände verspüren. Wenn ja, wo spüren Sie einen Widerstand? Wie fühlt er sich an? Urteilen Sie nicht über den Widerstand. Erlauben Sie sich, einfach mit ihm da zu sein.
- Lassen Sie die Dankbarkeitsbilder und -erinnerungen ganz von selbst aufsteigen. Versuchen Sie nicht, sie zu erzwingen. Wenn es Ihnen schwerfällt, sich Bilder oder Erlebnisse zu vergegenwärtigen oder an Erinnerungen heranzukommen, dann seien Sie einfach für das offen, was immer in der stillen, weiten Landschaft Ihres Geistes aufkommen mag.
- Versuchen Sie, sich nicht auf irgendeine abstrakte Vorstellung zu konzentrieren, sondern führen Sie sich lieber noch einmal echte Erlebnisse in allen Einzelheiten lebhaft vor Augen.
- Sie können sich entschließen, in einer Sitzung über einen oder zwei Punkte aus der obigen Liste nachzusinnen, oder Sie können die gesamte Praxis auch über mehrere Tage hinweg ausdehnen.

- Wenn Sie die Liste einmal ganz durchgegangen sind, können Sie noch einmal alle Punkte oder jene Punkte, die Sie am meisten ansprechen, wiederholen. Lassen Sie zu, dass neue Gedanken, Bilder oder Erinnerungen aufsteigen. Lassen Sie sich erneut von Dankbarkeit erfüllen, und spüren Sie diese in Ihrem Körper.

An jedem Tag …

- Nehmen Sie sich einige Minuten Zeit und besinnen Sie sich auf all das, was in diesem Moment in Ihrem Leben gut ist.
- Sagen Sie sich (oder schreiben Sie sich auf, oder tun Sie beides): „Heute bin ich dankbar für … / dass …"
- Achten Sie bewusster auf schlichte Freuden, besonders auf die, die Sie vorher noch gar nicht wahrgenommen haben.

Zur Erinnerung

Dankbarkeit entstehen zu lassen fördert Ihr Wohlbefinden und hilft Ihnen, vollständiger zu leben. Sie können zum einen Dankbarkeit empfinden für das, was es zum gegenwärtigen Zeitpunkt Gutes in Ihrem Leben gibt, zum Beispiel schlichte Freuden und die Liebe und Fürsorge anderer. Und zum anderen können Sie zurückblicken und für verschiedene Aspekte des Lebens, das Sie gelebt haben, Dankbarkeit empfinden. Gefühle von Wut und Ärger können sich der Empfindung von Dankbarkeit in den Weg stellen, doch wenn Sie regelmäßig Praktiken üben, mit deren Hilfe Sie Ihren Geist beruhigen und sich im Herzen öffnen, lassen sich diese Hindernisse überwinden.

3. Teil

Verbundenheit

9

Hilfe annehmen

Um Hilfe zu bitten, ist eine Affirmation, dass man an sich selbst glaubt, dass man erkennt, dass es eine Antwort gibt, und dass man offen dafür ist, diese Antwort zu empfangen.

Alan Cohen

Hilfe von anderen anzunehmen, das ist eine der größten Herausforderungen für Menschen, die eine gravierende Krankheit haben. Einfache alltägliche Tätigkeiten, die man selbstständig erledigt hat, seit man denken kann – wie Einkaufen, Kochen, Duschen –, werden jetzt schwierig und erfordern Unterstützung durch Angehörige, Freunde oder professionelle Hilfskräfte. Besonders schwer ist das für Menschen, die eine unabhängige Einstellung haben oder die sich selber gerne um andere kümmern. Außerdem wird in unserer Gesellschaft die „Do-it-yourself"-Einstellung gefördert. Deshalb neigen wir von Natur aus dazu, uns so lange wie möglich gegen Hilfe zu sträuben oder zu leugnen, dass wir welche nötig hätten. Hilfe anzunehmen erscheint uns möglicherweise als ein Zeichen von Schwäche oder Abhängigkeit oder als ein Aufgeben gegenüber der Krankheit. Doch Hilfe anzunehmen ist in Wahrheit ein weiser und wichtiger Schritt, um gut für sich zu sorgen und sich für die Liebe und die Fürsorge durch andere zu öffnen.

Sandra, eine 63-jährige Krankenschwester im Ruhestand, Mutter und Großmutter, ist immer schon stolz darauf gewesen, dass sie ein unabhängiges und eigenständiges Leben führt. Von Natur aus fürsorglich, ist es ihr am liebsten, wenn sie sich um andere kümmern und ihnen tatkräftig zur Seite stehen kann. Selbst nachdem bei ihr vor fünf Jahren metastasierender Brustkrebs festgestellt wurde, hat sie ihren aktiven Lebensstil weiter beibehalten. Doch im Laufe der letzten Monate hat Sandra einige Einschränkungen hinnehmen müssen. Aufgrund zunehmender Schmerz- und Erschöpfungszustände und allgemeinen Unwohlseins musste sie in allen Aktivitäten erheblich zurückstecken.

Sandra besitzt ein starkes Netzwerk an Freunden und Angehörigen, darunter ihre Kinder und Enkelkinder, die bei ihr in der Nähe wohnen. Alle stehen ihr sehr nahe und würden sie nur allzu gerne unterstützen und entlasten. Doch trotz der wiederholten Angebote, ihr beim Einkaufen, Kochen, Putzen und Waschen zu helfen, sie zu Arztterminen zu bringen und Rezepte abzuholen, und obwohl sie sich völlig erschöpft fühlt, hat Sandra bisher alle Hilfsangebote beharrlich abgelehnt. Sie will nichts davon hören – stur will sie immer noch alles selber machen. Allerdings ist ihr nur allzu bewusst, dass es ihr zunehmend schwerfällt, alleine zurechtzukommen und alles zu schaffen, was erledigt werden muss. Außerdem stößt sie andere von sich weg und überanstrengt sich, nur um festzustellen, dass es ihr danach eher schlechter geht: Die Schmerzen werden unerträglich, eine erhöhte Schmerzmedikation wird notwendig, und sie ist tagelang völlig ausgelaugt.

Tief in ihrem Innern weiß Sandra, dass sie Hilfe braucht, und doch weigert sie sich, darum zu bitten oder die Angebote der anderen anzunehmen. Ihre Ängste, ihr innerer Widerstand und ihr Unbehagen, sich nun auf der anderen Seite der Fürsorge – als die Empfängerin von Fürsorge – zu befinden, halten sie davon ab. Sie will nicht nachgeben oder aufgeben. Sie befürchtet, dann als schwach und bedürftig dazustehen. Unterdessen stehen aber diejenigen, denen sie am Herzen liegt, stumm am Rande und müssen hilflos und frustriert zusehen.

Jetzt innehalten: Nehmen Sie sich etwas Zeit, um nachzuspüren, wie Sie sich nach Sandras Geschichte fühlen. Halten Sie einfach inne und lauschen Sie in sich hinein. Stellen Sie fest, was in diesem Beispiel Widerhall in Ihnen findet. Nehmen Sie die Empfindungen und Emotionen im Körper wahr, die Sie jetzt gerade spüren. Sinnen Sie darüber nach, wie Sie selbst auf Hilfsangebote reagieren, und ob Sie um Hilfe bitten, wenn Sie welche brauchen.

Vom Widerstand zur Annahmebereitschaft

Es ist eher üblich, sich gegen Hilfe zu sträuben, als sie freimütig anzunehmen und zuzulassen, und dies bringt erhebliche Nachteile mit sich. Wenn man versucht, alles selber zu machen, fühlt man sich danach vermutlich ausgelaugt und erleidet womöglich noch mehr Schmerz- und Erschöpfungszustände. Dadurch braucht man wiederum mehr Ruhe und kann weniger das tun, was einem Freude macht, und es bleibt weniger Zeit für Familie und Freunde übrig. Wenn Sie sich beispielsweise mit Worten oder durch ihr Verhalten gegen Hilfe sträuben – sich mit aller Kraft dagegenstemmen –, dann geht das oft mit Wut,

Trauer und Angst einher und bringt Spannungen in Ihren Körper, Ihre Beziehungen und Ihre Seele. Das spüren Sie dann etwa in Form von Muskelverspannungen, Magen-Darm-Beschwerden, flacher Atmung und beschleunigtem Pulsschlag in Ihrem Körper. Insbesondere Muskelverspannungen können empfindlich zu den bereits vorhandenen Knochen- oder Muskelschmerzen, die durch die ursprüngliche Erkrankung bedingt sind, beitragen. Möglicherweise wird man aggressiv denjenigen gegenüber, die einem helfen wollen, oder man zieht eine Mauer um sich herum, um sie abzuwehren. In der Folge hat man dann Gewissensbisse und macht sich Vorwürfe, dass man sie weggestoßen hat. Widerstand bringt Einschränkung. Er verursacht geistige und körperliche Enge, so dass die eigene Perspektive, die Möglichkeiten und die Fähigkeit, Freude und Liebe zu erfahren, eingeschränkt werden.

Annahmebereitschaft hingegen bedeutet Offenheit: Offenheit im Geist, im Körper und im Herzen. Wenn man die Hilfe durch andere offen annimmt, breitet sich ein Gefühl von Annahme aus – Annahme dessen, was vor sich geht. In der Erfahrung des würdevollen Annehmens und Zulassens von Hilfeleistungen liegt eine Sanftmut und Weite, die zu einer gelösteren Stimmung, einem entspannteren Körper, zu Verbundenheit mit anderen Menschen und zu einer allgemeinen Leichtigkeit im Leben führt. Sie bietet auch den Ihnen Nahestehenden eine Gelegenheit, ihre Dankbarkeit für die Liebe und Fürsorge zum Ausdruck zu bringen, welche Sie selbst ihnen im Laufe der Jahre geschenkt haben. Ihre Angehörigen fühlen sich besser und merken, dass sie in Ihrem Leben etwas Positives bewirken können. Sie selbst sehen, welche Befriedigung und Erfüllung es den anderen bereitet, wenn sie Ihnen helfen können: Diese fühlen sich hilf*reich* anstatt hilf*los*.

Hilfe anzunehmen und zuzulassen bedeutet nicht unbedingt, dass Sie Ihre Unabhängigkeit verlieren. Sie können sich von anderen helfen lassen *und* selber noch Verschiedenes tun; das eine schließt das andere nicht aus. Sie und die anderen können auch gemeinsam etwas tun. Das Ziel ist es für Sie, zu wissen und zu entscheiden, was Sie in vernünftiger Weise noch alleine tun können und wobei Sie tatsächlich Hilfe benötigen. Eine regelmäßige Achtsamkeitspraxis hilft bei dieser Unterscheidungsfindung. Achtsamkeit hilft Ihnen, in Sachen Selbstfürsorge klarer zu sehen und vernünftig zu entscheiden.

Das Nachwort zu Sandras Geschichte lautet, dass sie sich allmählich doch für die Hilfe seitens ihrer Familie geöffnet hat. Sie selbst hat diese Wandlung in Gang gesetzt, indem sie ihre erwachsenen Kinder gebeten hat, ihr beim Wäschewaschen zu helfen, und diese gerne zugesagt haben. Es wurde zu einer Gemeinschaftsarbeit, denn ihr Sohn suchte die schmutzige Wäsche und Bettwäsche zusammen und steckte sie in die Waschmaschine, ihre Tochter tat sie dann in den Trockner, und alle zusammen legten sie sie zusammen, räumten sie in den Schrank und bezogen die Betten neu. Diese gemeinschaftliche Tätigkeit bot ihnen eine Gelegenheit, alte Geschichten auszutauschen und miteinander zu lachen. Die positive Erfahrung mit der Wäsche machte es Sandra möglich, Hilfe von ihren Kindern auch in anderen Bereichen zuzulassen. Langsam konnte sie ihre Einstellung zur Hilfe verändern – Hilfe annehmen bedeutete für sie nun nicht mehr, ihre Eigenständigkeit zu verlieren, sondern Zeit zusammen mit jenen zu verbringen, die ihr am wichtigsten sind.

Hürden einreißen: Angst, Stolz und Gewohnheit

Drei häufig auftretende Hürden, die dem Annehmen von Hilfe im Wege stehen, sind Angst, Stolz und Gewohnheit. Ängste können sein: die Angst, die Kontrolle zu verlieren, die Angst, aufzugeben oder sich der Krankheit geschlagen zu geben, sowie die Angst, schwach zu erscheinen. Stolz bedeutet in diesem Zusammenhang, dass man ein starres Ego oder Ich-Gefühl besitzt, das an der Vorstellung festhält, unabhängig sein zu wollen. Dabei gehen Angst und Stolz oftmals Hand in Hand. Sie wirken zwar auf kurze Sicht gesehen schützend, können aber auf lange Sicht Probleme hervorrufen. Sie hindern einen nämlich daran, offen zu sein für alternative Lösungen, die für die eigenen Bedürfnisse am besten geeignet sein könnten. Doch wenn man sich von Angst und Stolz löst und aufrichtig um Hilfe bittet und diese annimmt, kann man in Wirklichkeit das Steuerruder selbst in die Hand nehmen. Man ist dann in einer Position der Stärke, weil man selbst entscheidet, was man braucht und wie einen andere dabei am besten unterstützen können. Vielleicht werden auch Sie zu der Erkenntnis gelangen, dass sich Ihre Bereitschaft, Fürsorge und praktische Hilfe durch andere anzunehmen, nicht nur auf Ihr eigenes Gefühlsleben positiv auswirkt, sondern auch auf das der anderen. Vielleicht werden Sie auch merken, dass Sie gar nicht allein sind, sondern dass Sie in Wirklichkeit alle gemeinsam in dieser Situation sind.

Konditionierte Verhaltensweisen (etwa reflexartig Hilfe zu verweigern oder Hilfsangebote abzulehnen) stehen der Bereitschaft, Hilfe anzunehmen, im Weg. Das gilt insbesondere für Eltern, die eher darauf konditioniert sind, ihren Kindern Hilfe zu leisten, als selber welche von ihren Kindern entgegenzunehmen. Doch mit alten Gewohnheiten zu brechen ist sehr wohl möglich, und man kann das ebenso lernen, wie man eine neue Fertigkeit erlernt. Wenn man einen bestimmten Tanz lernen will, kann man sich nicht aufs Parkett stellen und sofort alle Schrittfolgen wie aus dem Effeff beherrschen. Der Schlüssel liegt darin, mit vorsichtigen kleinen Schritten zu beginnen – mit jemandem, zu dem man Vertrauen hat. Schritt für Schritt steigert sich durch kleine Erfolge das Zutrauen, größere und gewagtere Schritte zu machen, bis es einem in Fleisch und Blut übergegangen ist. Dann stellt man fest, dass man ein anderes Gefühl hat, wenn man für die Hilfe anderer empfänglich ist. Man erkennt, dass es das eigene Leben bereichern kann, statt es einzuschränken, und das macht es leichter, weitere Hilfe in Anspruch zu nehmen.

„Mir wurde Nein gesagt, als ich um Hilfe gebeten habe"

Wenn Sie einmal das Vertrauen aufgebracht haben, um Hilfe zu bitten, kann es auch sein, dass der oder die Gefragte ablehnend reagiert oder nicht in der Lage ist, Ihnen zu helfen. Vielleicht sind Sie dann furchtbar enttäuscht und fragen sich wutentbrannt: „Wie kann der bloß Nein sagen, wo ich ihn doch jetzt wirklich brauche?" Wenn Sie um Hilfe bitten, ist es am günstigsten, nicht zu sehr am Ergebnis anzuhaften, d. h., Sie sollten jegliche Reaktion, die Ihnen entgegengebracht wird, akzeptieren können. Wenn jemand Nein sagt, kann das bedeuten, dass derjenige einfach nicht auf die Weise für Sie da sein kann, die Sie gerade brauchen. Es muss nicht unbedingt bedeuten, dass er niemals für Sie da sein wird, sondern dass er es lediglich zum jetzigen Zeitpunkt nicht schafft. Es kann bedeuten, dass er sich erst um seine eigenen Bedürfnisse kümmern muss, ehe er sich um die Ihren kümmern kann – denken Sie an die Anweisung der Flugbegleiterin im Flugzeug, im Notfall immer erst die eigene

Sauerstoffmaske überzuziehen, ehe man anderen dabei hilft. Es kann auch bedeuten, dass der Angesprochene nicht in der Lage ist, Ihnen genau die Unterstützung zu geben, um die Sie ihn gebeten haben, dass er aber gerne bereit ist, Ihnen in anderer Weise behilflich zu sein. Es ist ganz wichtig, ehrlich zueinander zu sein, so dass Sie aufrichtig um Hilfe bitten können und Ihre Vertrauenspersonen auch würdevoll ablehnen können. Sie sollten die Antworten respektieren, keine Urteile darüber abgeben und eine Ablehnung nicht allzu persönlich nehmen. Kehren Sie an einen inneren Ort der Erdung, der Klarheit und der Zuversicht zurück. Versuchen Sie, wenn Sie meinen, dass der richtige Zeitpunkt gekommen ist, erneut um Hilfe zu bitten – dieselbe Person oder jemand anderen.

„Es gibt niemanden, den ich um Hilfe bitten könnte"

Möglicherweise sind Sie alleinstehend und fühlen sich isoliert, so als gäbe es niemanden, an den Sie sich Hilfe suchend wenden könnten. Doch auch wenn Sie nicht auf eine traditionelle Unterstützung durch Familie und in der Nähe wohnende Freunde zurückgreifen können, gibt es immer noch die Möglichkeit, kreativ über Ihre anderen Kontakte und Verbindungen nachzudenken, von denen vielleicht jemand abkömmlich wäre, wenn Sie sich an ihn wenden würden. Gibt es irgendwelche Nachbarn, alte oder neue Bekannte oder entfernte Verwandte, zu denen Sie ein recht gutes Verhältnis haben? Wenn sich auch da niemand findet, sollten Sie für professionelle Hilfe offen sein. Ein Gespräch mit Ihrem Krankenpfleger, Ihrer Ärztin oder Ihrem Sozialarbeiter über Ihre Schwierigkeiten und darüber, dass Sie niemanden zu Ihrer Unterstützung haben, ist bereits ein wichtiger erster Schritt, um diejenige Hilfe zu bekommen, die Sie brauchen.

- Besinnungspraxis -

Hilfe bekommen und annehmen

- Lassen Sie Ihren Körper zur Ruhe kommen und schließen Sie sanft die Augen oder blicken Sie mit leicht geöffneten Augen ruhig nach vorne. Bringen Sie Ihren Geist liebevoll zur Ruhe, indem Sie Ihre Aufmerksamkeit auf den Atem oder eine andere neutrale Wahrnehmung richten, welche Ihnen vielleicht angenehmer ist. Verweilen Sie einfach einige Momente lang in Stille und Achtsamkeit.

- Denken Sie an eine Situation, in der Sie etwas gebraucht hätten, aber nicht um Hilfe gebeten haben. Überlegen Sie, was Sie damals daran gehindert hat, um Unterstützung zu bitten. Was hat Sie zurückgehalten? Achten Sie darauf, wie Sie sich fühlen, wenn Sie sich jetzt daran erinnern.
- Erinnern Sie sich an eine Situation, in der Sie das Hilfsangebot von jemandem abgelehnt haben, aber tief in Ihrem Inneren wussten, dass Sie Hilfe nötig gehabt hätten. Wer hat damals seine Hilfe angeboten, und wie sahen die Begleitumstände aus? Was hat Sie davon abgehalten, die Hilfe anzunehmen? Fühlen Sie sich unbehaglich oder zufrieden damit, wie Sie mit der Situation umgegangen sind? Nehmen Sie wahr, wie Sie sich fühlen, während Sie darüber nachsinnen.
- Führen Sie sich nun eine Situation vor Augen, in der Sie um Hilfe gebeten haben. Wen haben Sie gebeten? Wie sahen die Umstände aus? Wie hat die betreffende Person auf Ihre Anfrage reagiert? Wie ging es Ihnen danach? Wie geht es Ihnen jetzt, während Sie daran denken? Wenn Ihnen

keine Situation einfällt, in der Sie um Hilfe gebeten haben, so ist das auch in Ordnung.

- Denken Sie an jemanden, den Sie lieben und der Ihnen am Herzen liegt, und der Sie liebt und dem Sie am Herzen liegen. Stellen Sie sich vor, dass dieser Mensch Ihnen anbietet, Ihnen in einer Sache zur Seite zu stehen, bei der Sie Hilfe brauchen. Erkennen Sie die gute Absicht hinter diesem Angebot an. Spüren Sie, wie Sie sich fühlen, während Sie sich behutsam für die Freundlichkeit und Großherzigkeit dieses Menschen öffnen. Nehmen Sie das Angebot mit einem sanften Lächeln im Gesicht aufrichtig und dankbar an. Spüren Sie, was Sie empfinden, während Sie sich dieses Bild jetzt vor Augen halten.
- Stellen Sie sich nun vor, dass Sie eben diesen Menschen – jemanden, den Sie lieben und schätzen und der Sie liebt und schätzt – um Hilfe bei etwas bitten, das Sie brauchen. Denken Sie daran, dass dies jemand ist, dem Sie vertrauen und der Ihnen gerne helfen möchte. Lassen Sie sich offen werden für die Fürsorge dieses Menschen. Bitten Sie den Menschen so um Hilfe, dass Ihre Zuneigung und Dankbarkeit spürbar werden. Nehmen Sie wahr, wie Sie sich fühlen, während Sie sich das vorstellen.

- Besinnen und Schreiben -

Sich der Hilfe durch andere öffnen

Schreiben Sie über eine Situation, in der es Ihnen derzeit schwerfällt, gut für sich zu sorgen, in der Sie es bisher jedoch nicht geschafft haben, andere um Hilfe zu bitten oder Hilfe durch andere zuzulassen. Schreiben Sie insbesondere darüber, was Sie davon abhält, sich die benötigte Hilfe zu holen oder sie anzunehmen. Konzentrieren Sie sich dabei auf Ihre eigenen Themen, durch die der Widerstand bestehen bleibt, zum Beispiel auf Ihre Ängste, Ihre Wutgefühle, Ihre Sturheit und Ihren Stolz. Geben Sie niemand anderem die Schuld und setzen Sie andere nicht herab; richten Sie Ihre Aufmerksamkeit vielmehr auf sich selbst und darauf, was Sie selber verändern können – wie etwa Ihre innere Einstellung, Ihre Kommunikationsweise und Ihr Verhalten. Nehmen sie wahr, wie Sie sich fühlen, während Sie das aufschreiben.

Wenn Sie darüber geschrieben haben, was Sie abhält, schreiben Sie auf, wie Sie die Unterstützung durch andere würdevoll annehmen könnten. Spüren Sie jetzt nach, wie es Ihnen geht – wie sich Ihr Körper anfühlt und welche Emotionen

Sie empfinden –, und notieren Sie kurz auch diese Empfindungen und Gefühle.

An jedem Tag …

Seien Sie achtsam, wenn Sie notwendige Angelegenheiten erledigen, zum Beispiel Arbeiten im Haushalt, Körperpflege (wie Baden und Anziehen) und medizinische Angelegenheiten (zum Arzt fahren, sich Rezepte ausstellen lassen, Medikation und Behandlungen organisieren, Papierkram erledigen). Achten Sie darauf, ob Sie diese Aufgaben alleine erledigen oder ob Sie andere hinzuziehen, die Ihnen dabei helfen. Nehmen Sie wahr, wie es Ihnen dabei geht und ob Sie sich überanstrengen oder nicht.

Versuchen Sie, kleine neue Möglichkeiten zu finden, sich Hilfe zu holen, und nehmen Sie wahr, wie sich das anfühlt.

Wenn Sie sich dabei erwischen, wie Sie sich automatisch weigern oder andere zurückweisen, die Ihnen Ihre Hilfe anbieten wollen, halten Sie an dieser Stelle einen Moment inne und machen Sie erst einmal einen tiefen achtsamen Atemzug. Versuchen Sie, innerhalb dieser Erfahrung weicher zu werden, und besinnen Sie sich auf die gute

Absicht der anderen, wenn sie Ihnen helfen wollen. Treffen Sie dann bewusst die Entscheidung, das Hilfsangebot entweder offen anzunehmen oder aber mit freundlichen Worten abzulehnen.

Zur Erinnerung

Hilfe offen anzunehmen mag nicht leicht sein, kann jedoch potentiell Ihre eigene Lebensqualität ebenso sehr steigern wie die Ihrer Nächsten. Dabei müssen Sie auf Ihren Körper hören und ehrlich zu sich selbst und anderen sein. Hilfe anzunehmen erzeugt einen Geist der Gemeinschaft mit jenen, denen Sie am Herzen liegen. Achtsamkeitspraktiken bieten Ihnen eine Grundlage, um klar zu erkennen, was Sie selber schaffen können, und auch, um einzusehen, wann es klüger ist, andere um Unterstützung zu bitten und diese anzunehmen.

10

Achtsam und aufrichtig kommunizieren

Sage das, was du zu sagen hast; dann schweige.

Tao Te King

Vielen Menschen fällt es schwer, sich authentisch, vom Herzen her, mitzuteilen. Im Allgemeinen lernen wir von frühester Kindheit an, das zu sagen, was andere unserer Meinung nach von uns hören wollen, damit sie uns mögen, oder aber wir verschließen uns und verfallen aufgrund der missbilligenden Reaktionen anderer in Schweigen. Wie dem auch sei: Eine Kommunikation, die sich auf Wahrhaftigkeit und gegenseitige Achtung gründet – bei der der eine klar und ehrlich spricht und der andere mit Interesse und aufrichtig zuhört –, kann für uns selbst und unsere Beziehung zum anderen sehr heilsam sein.

Die Kommunikation mit anderen kann während der letzten Phase Ihres Lebens eine besondere Herausforderung darstellen. Möglicherweise liegen Jahre der unausgesprochenen oder missverstandenen Worte wie eine Trennwand zwischen Ihnen und anderen Menschen in Ihrem Leben. Dieses wird noch verkompliziert durch die drängende Notwendigkeit, Ihre gegenwärtigen Wünsche mitzuteilen, etwa die Entscheidung, mit einer aggressiven medizinischen Behandlung aufzuhören und Vorkehrungen für die Beisetzung zu treffen, und Liebe, Vergebung sowie Gedanken zum Ausdruck zu bringen, die Sie schon längst haben mitteilen wollen, jedoch noch nicht mitgeteilt haben. Hier drängt sich die Redensart „Wenn nicht jetzt, wann dann?“ auf. Wenn Sie *jetzt* nicht entschlossen den Versuch unternehmen, den anderen zu sagen, was Ihnen durch den Kopf geht und am Herzen liegt, könnten Sie vielleicht nie mehr die Gelegenheit dazu bekommen.

Die Qualitäten von Ruhe und Präsenz, die durch die im ersten Teil dieses Buches beschriebenen Achtsamkeitspraktiken kultiviert werden, dienen Ihnen als eine Basis, um klar und wahrhaftig zu sein. Die Qualitäten von sanfter Freundlichkeit und von Achtung, die durch die Mitgefühlspraktiken im zweiten Teil dieses Buches genährt werden, dienen Ihnen als Basis, um liebevoll und einfühlsam zu sein. Im Wesentlichen und zusammengenommen können achtsames, aufrichtiges Sprechen und Zuhören innere Heilung und gegenseitiges Verständnis fördern, was Sie anderen trotz vergangener Schwierigkeiten näherbringen kann.

Schwierige Gespräche

Karen, eine liebe Freundin von mir, die an einem metastasierenden bösartigen Melanom erkrankt war, wusste, dass ihre Zeit begrenzt war. Sie konnte spüren, dass sich ihr Körper veränderte, und sie merkte, dass es ihr immer schwererfiel, zurechtzukommen und für sich zu sorgen. Tief in ihrem Inneren war sich Karen bewusst, dass ihr weitere aggressive medizinische Behandlungen nicht mehr helfen würden. Sie war es auch müde, sich der Behandlungen zu unterziehen, bei denen sie einen Großteil ihrer Zeit in der Klinik oder im Krankenhaus zubringen musste. Schon viel zu lange war sie gepiekst und gestochen worden und hatte das Gefühl, nun sei es genug. Karen beschrieb auch ihren Wunsch, in einem schönen örtlichen Hospiz sterben zu dürfen. Das weiß ich, weil wir viele offene Gespräche miteinander führten; ich war Karens Vertrauensperson und keine unmittelbare Familienangehörige. Karen vertraute mir zwar an, was in ihr vorging, bat mich aber auch eindringlich, ich möge schwören, es ihrer Familie nicht mitzuteilen. Sie deutete an, ihre Angehörigen seien nicht darauf vorbereitet und könnten nicht damit fertig werden, wenn sie wüssten, was in ihr vorginge, zumindest noch nicht zum gegenwärtigen Zeitpunkt. Karen wollte sie auf keinen Fall beunruhigen, behielt deshalb ihre Gefühle für sich und ließ weiterhin nutzlose medizinische Interventionen über sich ergehen. Ihr Mann Roger klammerte sich an die Vorstellung, eine Wunderarznei würde auftauchen und sie retten. Ihre Mutter, die kaum je von ihrer Seite wich, betete Karen als ihre einzige Tochter an und ermunterte sie immer wieder, zu essen und sich zu bewegen, weil sie meinte, das würde sie stärken. Karen schwieg und befolgte pflichtbewusst das, was Roger und ihre Mutter wünschten, und zwar bis zu ihrem Tod auf der Intensivstation.

In einem anderen Fall war bei einem lieben Kollegen von mir, einem hingebungsvollen Ehemann, fürsorglichen Vater und großen Mentor für seine Studenten, Leberkrebs diagnostiziert worden. Um mit seiner Erkrankung klarzukommen und die Aufregung bei anderen möglichst gering zu halten, bemühte er sich, Normalität zu wahren. Er hatte kein sonderliches Interesse daran, über seine Prognose zu reden, sondern versuchte vielmehr, seinen dichten Arbeitsplan einzuhalten, einschließlich eines Fakultätsmeetings nur wenige Wochen vor seinem Tod. An jenem schicksalhaften Tag verstarb er Minuten vor meiner eiligen Ankunft. Als ich das Schlafzimmer betrat, umklammerte seine Frau seinen Körper und schrie vor Trauer. Ihre aufgestauten Emotionen und unausgesprochenen Worte brachen aus ihr heraus wie die Sturzflut aus einem gebrochenen Damm. Sie hatte ihre tiefen Gefühle und ihre Liebe nie zum Ausdruck gebracht, während er noch am Leben gewesen war.

Jetzt innehalten: Nehmen Sie sich einen Moment Zeit, um nachzuspüren, wie Sie sich nach den vorhergehenden Geschichten fühlen. Machen Sie einfach Pause und horchen Sie in sich hinein. Spüren Sie, was aus diesen Beispielgeschichten bei Ihnen auf Resonanz trifft. Nehmen Sie die Empfindungen im Körper und die Emotionen wahr, die Sie im Moment verspüren. Erwägen Sie, wie Sie selber mit schwierigen Gesprächen umgehen.

Verbreitete Gründe, warum schwierige Gespräche vermieden werden

Leider sind solche Geschichten weitverbreitet. Ich habe unzählige Male mit angesehen, wie sich Menschen – solche mit einer unheilbaren Krankheit *und* ihre Angehörigen – darum gedrückt haben, ein schwieriges Gespräch zu beginnen. Themen, um die es in schwierigen Gesprächen geht, können sein: Fragen aus der Vergangenheit, etwa die Heilung alter Wunden; aktuelle Fragen, wie das Mitteilen von Wünschen, die sich auf die medizinische Behandlung beziehen; oder Fragen der Zukunft, wie die Regelung von Familien- und Geschäftsangelegenheiten; oder die Mitteilungen „Ich liebe dich“, „Danke“ und „Auf Wiedersehen“. Es gibt drei Gründe, weshalb ein solcher Dialog häufig nicht initiiert wird. Zum Ersten fällt es manchen Menschen schon unter normalen Umständen sehr schwer, ihre Gefühle und Bedürfnisse unumwunden zum Ausdruck zu bringen, ganz zu schweigen von jenen notwendigen, doch sehr schwierigen Gesprächen, wenn man sich der letzten Phase des Lebens nähert oder sich in ihr befindet. Zum Zweiten möchten sie andere nicht beunruhigen oder aufregen. So wie Karen hält sich der Mensch, der krank ist, vielleicht in dem Versuch zurück, anderen zu Gefallen zu sein und als der Starke gesehen zu werden, der nicht aufgibt. Auch Familienangehörige halten sich zurück, weil sie den geliebten Menschen, der krank ist, schützen möchten. Zum Dritten hegen sie die abergläubische Befürchtung, dass solche Gespräche, in denen die Schwere der Erkrankung implizit oder explizit anerkannt wird, das Eintreten des Todes beschleunigen könnten – so als ob das Nicht-Führen solcher Gespräche sein Eintreten verhindern könne. Wir wissen, dass das keine rationale Überlegung ist, weil kein solcher Ursache-Wirkungs-Zusammenhang jemals nachgewiesen worden ist. Im Gegenteil, eine Studie hat vielmehr gezeigt, dass ein frühes Beginnen mit der Palliativpflege, einer impliziten Anerkenntnis der Tatsache, dass eine Heilung nicht mehr wahrscheinlich ist, zu einem längeren Überleben, geringeren Depressionen und einer besseren Lebensqualität bei Menschen mit fortgeschrittenem Lungenkrebs geführt hat im Vergleich mit jenen, die eine konventionelle aggressive medizinische Behandlung erfuhren (Temel et al., 2010). Ungeachtet aller Hinderungsgründe hat in Wahrheit niemand etwas davon, wenn die schweren, aufrichtigen Gespräche vermieden werden, insbesondere an diesem Punkt im Leben des Menschen mit der Krankheit. Man hat wenig zu verlieren, aber vieles zu gewinnen, wenn man offen miteinander redet und einander aufrichtig zuhört.

Zwischenmenschliche Achtsamkeit

Zwischenmenschliche Achtsamkeit beinhaltet, dass man authentisch ist, ehrlich die Wahrheit sagt und aufrichtig zuhört. Wenn Sie so wie viele andere sind, erinnern Sie sich vielleicht an Situationen, in denen Sie zu rasch zu reden begonnen haben und danach enttäuscht waren, dass Ihre Botschaft nicht richtig angekommen ist. Oder Sie haben nach den richtigen Worten gesucht, sie aber nicht finden können. Oder Sie haben im Geiste wieder und wieder durchgespielt, was Sie sagen wollten, nur um dann festzustellen, dass die Unterhaltung steif und hölzern geworden ist, ohne die notwendige Tiefe zu erreichen.

Der Sechsstufenprozess, der unter dem Namen Einsichts-Dialog große Verbreitung gefunden hat und von Gregory Kramer entwickelt wurde, ist eine Form der interpersonellen oder zwischenmenschlichen Achtsamkeit, die den rücksichtsvollen und bedeutsamen Austausch erleichtert (Kramer, 2007). Der Einsichts-Dialog eignet sich besonders gut für schwierige Gespräche, wie sie soeben beschrieben wurden. Diese Art der Kommunikation ist weder erzwungen oder übereilt noch vorher einstudiert. Am besten beginnt man, indem man erst einige Minuten lang einfach mit der anderen Person still dasitzt und präsent ist. Die sechs Stufen sind:

Innehalten. Schweigen Sie, ehe Sie sprechen. Verweilen Sie einfach eine kurze Zeit in Ihrem inneren Erleben des gegenwärtigen Moments und nehmen Sie dabei Ihre körperlichen Empfindungen, Ihre Gedanken und Ihre Gefühle wahr.

Entspannen. Erlauben Sie Körper und Geist, zur Ruhe zu kommen. Lenken Sie Ihre Aufmerksamkeit auf den Rhythmus Ihrer Atmung oder auf irgendeinen anderen neutralen Fokus. Sie können dabei auch in Stellen in Ihrem Körper hineinspüren, die sich verspannt anfühlen. Atmen Sie in diese Stellen hinein und nehmen Sie wahr, wie sich die Verspannungen lösen.

Öffnen. Seien Sie offen für Ihr gesamtes gegenwärtiges Erleben außerhalb Ihres Körpers, nehmen Sie dabei die Anwesenheit der anderen Person in Ihrer Nähe wahr sowie die Gegebenheiten der Umgebung (zum Beispiel die Farben, das Licht, die Luftbewegungen und die Raumtemperatur).

Dem Entstehen vertrauen. Lassen Sie vorgefasste Meinungen und Erwartungen los und vertrauen Sie der sich von selbst ergebenden Erfahrung.

Tief zuhören. Geben Sie sich mit voller Aufmerksamkeit und Aufnahmebereitschaft den Worten und der Gegenwart der anderen Person hin und hören Sie auf Ihre innere Stimme.

Die Wahrheit sagen. Lassen Sie Ihre Worte spontan fließen, sprechen Sie aufrichtig und liebevoll.

- Besinnungspraxis -

Vorbereitung auf schwierige Gespräche

Diese Praxis kann, je nachdem, was Sie bevorzugen, nur aus reiner Besinnung bestehen oder auch schriftliche Notizen beinhalten.

- Lassen Sie Körper und Geist zur Ruhe kommen, indem Sie sich auf Ihre Atmung oder einen anderen neutralen Achtsamkeitsfokus konzentrieren. Ruhen Sie eine kurze Zeit in dieser Achtsamkeit.

- Fragen Sie sich: „Habe ich den wichtigen Menschen in meinem Leben alles gesagt, was ich ihnen sagen möchte? Gibt es jemanden (oder mehrere Menschen), mit dem ich noch reden müsste, es aber bisher vermieden habe?"
- Wenn Sie feststellen, dass Sie das Bedürfnis haben, sich gegenüber jemandem auszusprechen, es aber noch nicht getan haben, so fragen Sie sich:

  » *Mit wem muss ich reden?*

  » *Was möchte ich diesem Menschen sagen?*

  » *Was hält mich zurück?*

  » *Was geht mir (oder uns beiden) verloren, wenn ich verschlossen bleibe?*

  » *Was kann ich (oder was können wir beide) gewinnen, wenn ich mich ausspreche?*

  » *Was kann ich tun, damit dieses Gespräch leichter möglich wird?*
- Schließen Sie einen Augenblick die Augen und spüren Sie nach, wie Sie sich jetzt fühlen.

An jedem Tag ...

Halten Sie inne, ehe Sie reden. Reden Sie dann ehrlich und offen. Hören Sie aufmerksam auf eine Weise zu, die Rücksicht und Interesse vermittelt.

Zur Erinnerung

Uns vom Reden über schwierige Themen zurückzuhalten erzeugt Spannungen in uns selbst und zwischen uns selbst und anderen. Außerdem geht uns möglicherweise die Gelegenheit verloren, das zu sagen, was wir sagen müssen, wenn wir immer weiter auf den richtigen Moment warten. Eine Kommunikation, die in Aufrichtigkeit, Fürsorge und Achtung gründet, kann zu innerer Heilung und gegenseitigem Verständnis beitragen.

Wenn Sie sehr mit sich kämpfen müssen, um das heikle Thema anzuschneiden, oder wenn Sie meinen, dass Ihre Angehörigen sehr negativ oder impulsiv reagieren könnten, sollten sie vielleicht die Kommunikation erst durch eine ehrlich formulierte schriftliche Mitteilung oder einen Brief anstoßen, in dem Sie Ihre Gefühle oder Wünsche umreißen, anstatt sofort mit einem persönlichen

Gespräch zu beginnen. Dadurch bekämen Ihre Angehörigen die Gelegenheit, sich Ihre Worte durch den Kopf gehen zu lassen, und das kann dann ein offenes, tief gehendes Gespräch über das Wesentliche vorbereiten.

11

Ohne Worte: Die Kraft von Präsenz und Berührung

Stille
ist ein Meer. Reden ist ein Fluss.
Wenn dich das Meer sucht, dann gehe nicht
zum Sprache-Fluss. Lausche dem Meer,
und bringe dein geschäftiges Reden
zu Ende.

Rūmī

Die Kommunikation durch Wörter ist zwar sehr kraftvoll, doch eine Verständigung ohne sie ist es ebenso. Die Macht von persönlicher Gegenwart und Berührung sollte nicht unterschätzt werden. Es gibt Zeiten, in denen Wörter einfach nicht passen oder überflüssig sind, und es gibt Zeiten, in denen das Reden einfach zu viel Anstrengung kostet oder gar nicht möglich ist.

Robert, ein 72-jähriger Rechtsanwalt im Ruhestand, hatte eine fortschreitende neuromuskuläre Störung, die viele seiner Bewegungsfunktionen einschränkte, auch das Gehen, das Sprechen, das Schreiben und das Essen. Er war geistig klar, wurde jedoch rasch müde und verbrachte immer mehr Zeit im Bett, wo er Hörbücher, Mozart und angeleitete Meditationen hörte. Er hatte all die Jahre eine enge Beziehung zu seiner Familie gehabt, die ihn während seiner Krankheit stets unterstützt hatte. Allerdings waren seine Angehörigen mit der Zeit immer weniger an seiner Pflege beteiligt, da er zusätzlich rund um die Uhr Hilfe durch professionelle häusliche Pflegekräfte erhielt. Seine Frau

Abigail und seine beiden erwachsenen Kinder, Jessica und John, waren frustriert, weil sie wegen seiner Unfähigkeit, mit ihnen zu kommunizieren, eine wachsende Distanz zu ihm verspürten. Auch Robert war frustriert und fühlte sich isoliert. Er war traurig über den spürbaren Abstand von seinen Lieben und sehnte sich danach, sich wieder mit seiner Frau, seiner Tochter und seinem Sohn verbunden fühlen zu können.

Robert und seine Familie dachten, sie könnten nicht mehr miteinander kommunizieren. Doch sie haben einfach nicht erkannt, dass es durchaus beachtliche Möglichkeiten gibt, sich auch ohne Worte zu verständigen – durch Präsenz und durch Berührung.

Präsenz ist ein Zustand, in dem man inmitten einer einfühlsamen, Raum gebenden Stille für jemand anderen offen und aufmerksam da ist. *Berührung*, so wie sie in diesem Buch gemeint ist, ist die taktile Verbindung von einem Menschen zu einem anderen durch den Kontakt von Haut zu Haut. Es genügt oft, einfach mit einem anderen Menschen präsent da zu sein, mit oder ohne Berührung, um Liebe und Mitgefühl zu vermitteln und um eine gemeinsame Erfahrung von gegenseitiger Verbundenheit zu wahren oder vielleicht auch zu vertiefen. In Wahrheit sind unsere Präsenz und unsere Berührung die größten Geschenke, die wir einander von uns selbst machen können.

Präsenz

Manchmal können Worte einer wahren Verbundenheit mit anderen im Wege stehen. Sprache kann uns so zerstreuen, dass wir voneinander abgelenkt sind und unsere Interaktionen infolgedessen oberflächlich bleiben. In vielen Situationen reicht es völlig aus, einfach *miteinander da zu sein.* In der gemeinsamen Erfahrung, in Stille beieinanderzusitzen, liegt eine Fülle, eine Vollständigkeit und eine Nähe, die die Kommunikation durch Sprache übersteigt – wenn man etwa schweigend nebeneinandersitzt und gemeinsam den Sonnenuntergang betrachtet. Was dabei vermittelt wird, liegt jenseits von Worten. In ihrem Buch *Im Sterben dem Leben begegnen: Mut und Mitgefühl im Angesicht des Todes* hat Roshi Joan Halifax eingehend untersucht, welch wesentliche Rolle Präsenz am Lebensende spielt für den sterbenden Menschen, für die diesem Menschen Nahestehenden und für die beteiligten Pflegekräfte. Sie schreibt: „Oftmals haben wir das Gefühl, dass Schweigen und Stille nicht ausreichend seien, wenn Leiden gegenwärtig ist. Wir fühlen uns bemüßigt, ‚etwas zu tun': zu reden, zu trösten, zu werkeln, zu putzen, herumzueilen, zu ‚helfen'. Doch in der Umarmung der Meditation können ein pflegender und ein sterbender Mensch gemeinsam umfangen sein in schweigender Nähe, die über tröstliche Worte oder helfende Taten hinausgeht … Muss wirklich etwas gesagt werden? Kann ich nicht tiefere Nähe zu ihm spüren durch eine Gemeinsamkeit, welche Worte und Taten übersteigt? Kann ich mich entspannen und vertrauensvoll einfach da sein, ohne dass ich persönlich für die zärtliche Verbundenheit sorgen muss, die wir miteinander teilen?" (Halifax, 2009).

Schweigen

Das Schweigen wird in unserer Gesellschaft im Allgemeinen nicht sehr hoch gewertet und im täglichen Leben auch nur selten praktiziert. Oft werden Pausen in einem Gespräch sehr schnell mit Wörtern ausgefüllt, weil wir so konditioniert sind und auch, weil man vielleicht Unbehagen verspürt oder weil man eine emotionale Distanz wahren möchte.

Sie haben vielleicht schon gemerkt, dass es Zeiten gibt, in denen es angenehmer ist, mit jemandem schweigend da zu sein, als zu anderen Zeiten. Denken Sie an Situationen, in denen es Ihnen relativ leichtgefallen ist, miteinander zu schweigen, und an Situationen, als es schwieriger war. Was macht Ihrer Meinung nach den Unterschied aus?

In einer Arbeit, die ich in Zusammenarbeit mit den Kollegen Tony Black, Roshi Joan Halifax und Cynda Rushton geschrieben habe, werden unterschiedliche Formen des Schweigens herausgearbeitet und besprochen (Back et al., 2009). In gewissen Situationen kann Schweigen als peinlich, gleichgültig, feindselig oder gezwungen empfunden werden, während es in anderen Fällen tröstlich wirkt und Bestätigung und Sicherheit vermittelt. Wir haben diesen letzteren Typ des Schweigens *mitfühlendes Schweigen* genannt. Mitfühlendes Schweigen besitzt eine Augenblicksqualität und ein tiefes Bewusstsein vom Zusammensein und Zusammenstehen mit jemand anderem, das ein Gefühl gegenseitigen Verständnisses und gegenseitiger Zuwendung fördern kann. Obwohl sich unsere Arbeit an Ärzte und Krankenpfleger richtete, gilt das Konzept des mitfühlenden Schweigens doch für jedermann.

Sie und Ihre Lieben können ausprobieren, wie Sie Augenblicke mitfühlenden Schweigens in Ihr Alltagsleben einfließen lassen können, um so Ihre Präsenz und Ihre Verbundenheit zu fördern.

- *Besinnungspraxis* -

Sich für Präsenz öffnen

Führen Sie diese Übung mit einem anderen Menschen durch, zu dem Sie eine positive Verbindung haben und der bereit und offen dafür ist, sie mit Ihnen zu machen.

- Setzen oder legen Sie sich schweigend nebeneinander hin. Sprechen Sie während dieser Praxis nicht.
- Berühren Sie einander nicht; seien Sie einfach nebeneinander da.
- Blicken Sie ruhig vor sich hin (neutraler Fokus) oder schließen Sie die Augen. Blicken Sie einander nicht in die Augen.
- Nehmen Sie wahr, wie Sie sich fühlen: Empfindungen im Körper, Emotionen und Ihr Körper als Ganzes.

- Richten Sie Ihre Aufmerksamkeit für eine oder zwei Minuten auf den natürlichen Rhythmus Ihres Atems.
- Wenden Sie sich einander zu und öffnen Sie die Augen zu einem sanften, steten Blick, falls Sie sie geschlossen hatten. Weiten Sie Ihre bewusste Wahrnehmung auf das Atmen Ihres Partners aus und nehmen Sie die Bewegung von dessen Brust oder Bauch bei jeder Ein- und Ausatmung wahr.
- Richten Sie Ihre Aufmerksamkeit gleichzeitig auf Ihre eigene Atmung *und* auf die Atmung Ihres Partners. Verweilen Sie einige Minuten in der Wahrnehmung Ihrer beider Atmung. Beobachten Sie, ob sich Ihre Atmungen einander von selbst angleichen. Beobachten Sie nur und versuchen Sie nicht, Ihre Atmung irgendwie zu verändern.
- Nehmen Sie wahr, wie Sie sich fühlen: Ihre körperlichen Empfindungen, Ihre emotionalen Gefühlsschwingungen und Ihr Körper als Ganzes.
- Blicken Sie einander nun sanft in die Augen.
- Achten Sie, während Sie einander sanft ansehen, auf Ihre eigene Atmung, auf die Atmung Ihres Partners und auf das Empfinden, nebeneinanderzusitzen oder zu liegen. Verweilen Sie eine oder zwei Minuten in diesem Bewusstsein.

- Nehmen Sie wahr, wie Sie sich fühlen: Ihre körperlichen Empfindungen, Ihre emotionalen Gefühlsnuancen und Ihr Körper als Ganzes. Besinnen Sie sich darauf, wie Sie sich am Anfang der Übung gefühlt haben, und wie Sie sich jetzt fühlen.

Berührung

Die Macht der Berührung, des physischen Kontakts zwischen den Menschen, sollte nicht unterschätzt werden. Wir wissen, dass frühgeborene Babys besser gedeihen, wenn sie berührt und gehalten werden. In ähnlicher Weise gilt das auch für erwachsene Menschen. Berührungen fördern die Entspannung, vermindern Stress, steigern unser Gefühl von Wohlbefinden und verbinden uns physisch und psychisch mit anderen, und zwar auf eine harmonische Weise, die uns Sprache und das bloße Zusammensein mit anderen nicht bieten können. Einige Menschen haben eine Abneigung gegen Berührungen und sagen von sich zum Beispiel, sie seien einfach „kein Schmusetyp". Doch auch solche Menschen werden durch eine ganz einfache Berührung wie etwa das Aneinanderhalten von Fingerspitzen oder das Händehalten nicht überfordert; das kann vielmehr eine heilsame Verbindung zwischen ihnen und der anderen Person unterstützen.

Berührt werden

Familienangehörige und andere nahestehende Menschen fühlen sich oft hilflos, wenn sie nicht wissen, was sie tun könnten, damit es einem besser geht. Sie möchten Verbundenheit mit einem herstellen und wissen nicht, wie sie ihre Liebe am besten vermitteln können. Berührungen bieten eine Gelegenheit für beides: eine Möglichkeit, wie die Angehörigen das Gefühl bekommen können, dass sie hilfreich sind und Linderung verschaffen, *und* eine Möglichkeit, wie sie ihre Liebe und Zuneigung ohne Worte zum Ausdruck bringen können.

Der Sozialarbeiter und Wissenschaftler William Collinge hat mit Kollegen ein auf DVD erhältliches Programm entwickelt, durch das Familienangehörige leichte Berührungs- und Massagetechniken erlernen und bei Menschen mit Krebs anwenden können (Collinge, 2008; Collinge et al., 2011; Collinge et al., 2007). Auf der DVD werden sichere und einfache Techniken demonstriert, zum Beispiel eine sanfte Hand-, Fuß- oder Kopfhautmassage (Collinge, 2009). Bei kranken Menschen werden Symptome wie Schmerzen oder Angstzustände durch die Berührung eines ihnen nahestehenden Menschen gelindert. Sie berichten auch, dass sich ihre Beziehungen dadurch gefestigt hätten. Außerdem fühlen sich Familienmitglieder gestärkt, wenn sie Berührungen einsetzen können, um die Lebensqualität eines kranken Partners oder Ehegatten, Elternteils, Bruders, einer Schwester oder eines Kindes zu verbessern.

Eine klassische, von einem ausgebildeten Masseur oder einer Masseurin durchgeführte Massage kann enorm hilfreich sein, weil dadurch die körperliche und geistige Entspannung gefördert und Schmerzen gelindert werden. Studien in diesem Bereich haben gezeigt, dass sich die Heilmassage bei Menschen mit ernsten Erkrankungen positiv auf die Lebensqualität auswirkt, insbesondere wenn sie in Verbindung mit Meditation genutzt wird (Downey et al., 2009; Williams et al., 2005).

Andere berühren

Berührungen können von beiden Seiten ausgehen. Anstatt sich nur von anderen berühren zu lassen, können Sie auch überlegen, ob Sie selbst die Initiative ergreifen und andere physisch berühren möchten. Sie können zum Beispiel Ihre Hand ausstrecken, um so einen Kontakt mit jemandem zu initiieren und ihn bei der Hand zu halten, oder die Hände oder Füße eines geliebten Menschen streicheln oder sanft mit Hautcreme einreiben, wenn Sie dazu in der Lage sind. Das braucht Sie nicht viel Energie zu kosten. Schließlich fühlen Sie sich vielleicht ebenso hilflos, weil Sie sich nicht mehr so um andere kümmern können, wie Sie es gewohnt waren. Wenn Sie also anderen durch Ihre Berührung und leichte Massage etwas Gutes tun, vermittelt Ihnen das ein hilfreiches und nützliches Gefühl.

Berührung muss sich nicht nur auf Menschen beziehen. Auch das Berühren von Tieren kann zutiefst tröstlich sein, manchmal noch tröstlicher als das Berühren von Menschen. Hunde und Katzen besitzen eine warme, bedingungslose Präsenz, die uns einlädt, unsere Liebe zu zeigen und durch unsere Hände mit ihnen Kontakt herzustellen.

– Besinnungspraxis –

Berühren und berührt werden

Denken Sie über Ihre Beziehung zur Berührung nach, entweder durch Besinnung allein oder durch Besinnung und Aufschreiben.

- Auf welche unterschiedlichen Weisen werden Sie berührt?

  » Was für ein Gefühl ist es, berührt zu werden?

  » Ist es Ihnen angenehm, berührt zu werden? Mögen Sie es, berührt zu werden?

  » Gibt es bestimmte Menschen, von denen Sie lieber berührt werden? Wissen diese, dass Sie gerne berührt werden?

- Auf welche Weise berühren Sie selbst andere Menschen körperlich?

  » Was für ein Gefühl ist es, eine Berührung zu initiieren?

  » Ist es Ihnen angenehm, eine Berührung zu initiieren?

  » Gibt es bestimmte Menschen, die Sie lieber berühren? Wissen diese, dass Sie sie gerne berühren?

- Überlegen Sie sich, inwiefern Sie die Praxis des Berührens in Ihrem Leben ausbauen können, entweder, indem Sie sich berühren lassen, oder, indem Sie die Initiative ergreifen und selbst jemand anderen berühren.

An jedem Tag …

Sitzen Sie einige Minuten in Stille mit jemandem, der Ihnen wichtig ist, in sanfter Berührung zusammen. Wenn es Ihnen angenehm ist, laden Sie einen nahestehenden Menschen ein, Ihnen die Hände, die Füße oder den Nacken zu massieren.

Zur Erinnerung

Ohne Wörter zu kommunizieren, ist sehr kraftvoll. Schweigen und mitfühlende Präsenz sind offen und weit. Einfache Berührungen, wie Händehalten oder die Massage von leicht erreichbaren Körperstellen, wirken beiderseits tröstlich und beruhigend. Präsenz und Berührung können Heilung und Verbundenheit zwischen Ihnen und Ihren Liebsten auf eine Weise fördern, die über bloße Wörter hinausgeht.

12

Im Heute gedeihen

Wer ein Warum zum Leben hat,
erträgt fast jedes Wie.

Friedrich Nietzsche

Der berühmte Psychiater und Holocaustüberlebende Viktor Frankl hat uns seine Beobachtungen aus der Zeit in den Konzentrationslagern während des Zweiten Weltkriegs hinterlassen. Darin vermittelt er uns, dass es möglich ist, auch noch unter inhumansten Bedingungen einen Sinn im Leben zu sehen (Frankl, 1984). Seine inspirierenden Worte weisen auf die Möglichkeit hin, dass auch Sie in Ihrem Leben trotz körperlicher und seelischer Prüfungen einen Sinn finden können.

Vielleicht haben Sie das Gefühl, dass unaufhörliche Sorgen und Ängste Ihre Fähigkeit überschatten, das zu erkennen, was Ihrem Leben Sinn gibt. Vielleicht haben Sie die Verbindung zu dem verloren, was Ihre Seele nährt und aufbaut, oder vielleicht haben sich die Umstände dergestalt verändert, dass Ihnen das, was Ihrem Leben bisher Sinn verliehen hat, nun nicht mehr zugänglich ist. Vielleicht sind Sie verbittert angesichts Ihrer gegenwärtigen Umstände oder entmutigt durch tatsächliche oder vermeintliche Einschränkungen in der Sinnerfüllung Ihres Lebens.

Das Kultivieren von Achtsamkeit, wie es im 1. Teil dieses Buches ausführlich beschrieben worden ist, kann Ihnen innerlich die Augen dafür öffnen, klarer zu sehen und herauszufinden, was Ihnen am wichtigsten ist. Es kann Sie auch dabei unterstützen, realistisch einzuschätzen, wozu Sie noch fähig und in der Lage sind, und wie Sie die kostbare Zeit, die Ihnen bleibt, für das Wesentlichste sinnvoll nutzen können. Das Kultivieren von Mitgefühl und von verwandten zwischenmenschlichen Qualitäten – wie Freundlichkeit, Vergebung, Großzügigkeit, mitfühlender Freude und Dankbarkeit –, wie es im 2. Teil dieses Buches behandelt worden ist, kann dazu beitragen, dass sich Ihr Herz öffnet und heilt. Achtsamkeit und Mitgefühl verbinden sich so, dass ein reiches Gefühl von Verbundenheit entsteht – Verbundenheit mit Ihrer inneren Weisheit, mit Ihren wichtigsten Beziehungen, mit anderen nah und fern, die vielleicht auch gerade leiden, mit der Welt der Natur und bei manchen Menschen auch mit einem höheren Wesen wie Gott. Mit der vereinten Hilfe von Achtsamkeit, Mitgefühl und Verbundenheit können Sie sich wieder daran *erinnern,* was Ihnen im Leben am meisten bedeutet.

Gedeihen bedeutet zu wachsen, zu reifen und kraftvoll größer zu werden. Dieser Begriff wird auf Pflanzen, Babys und die menschliche Seele angewendet. Die letztere Ausdeutung trifft nun auf Sie selber zu. Vielleicht stellen Sie sich die Frage, wie und ob es Ihnen möglich sein soll, an diesem Punkt in Ihrem Leben zu wachsen und größer zu werden. Sie mögen zwar nicht mehr in der Lage sein, körperlich alles zu tun, was Sie früher tun konnten, wie Sport zu treiben oder schwer zu arbeiten, oder vielleicht auch geistig, sich zum Beispiel Fakten zu merken oder Berechnungen anzustellen. Und doch können Sie immer noch neugierig in jeden neuen Tag hineingehen und neue Einsichten über sich selbst und die Welt gewinnen, und Sie können immer noch einen Eindruck bei Menschen und Dingen hinterlassen, die Sie berühren. Wenn Sie sich dem widmen, was Ihrem Leben Sinn gibt, können Sie gedeihen und auch ein unauslöschliches Vermächtnis hinterlassen. Und auch das sind Möglichkeiten, wie Sie gedeihen können: indem Sie flexibel und bereit sind, Neues auszuprobieren; indem Sie erfüllenden und erfreulichen Tätigkeiten nachgehen; indem Sie stärkende und vertrauensvolle Beziehungen pflegen; indem Sie Ihre Gefühle authentisch zum Ausdruck bringen; indem Sie sich auf die Partnerschaft mit Ihrem Pflegeteam einlassen; indem Sie eine spirituelle Verbindung pflegen, auch mit der Natur; und indem Sie Lachen und Spaß in Ihren Alltag einfließen lassen.

Im Heute gedeihen bedeutet, in diesem Moment ganzheitlich zu leben – anzuerkennen, was am wichtigsten ist, und Lebendigkeit und Zufriedenheit in den kleinen Dingen des Lebens zu erfahren, ebenso wie Zuneigung und Freude mit anderen. Dadurch können Sie Ihre Lebensqualität und die Qualität Ihrer Beziehungen im Heute maximieren und eine positive, anhaltende Nachwirkung für die Zukunft hinterlassen.

- Besinnungspraxis -

Erkennen, was am wichtigsten ist, und Prioritäten setzen

Sie können diese Übung in stiller Betrachtung durchführen oder durch schriftliche Aufzeichnungen ergänzen.

- Halten Sie kurz inne, wenn auch nur für einige Momente, sammeln Sie sich in der Erfahrung des gegenwärtigen Augenblicks, nehmen Sie die Empfindungen innerhalb Ihres Körpers wahr oder horchen und schauen Sie, was um Sie ist.

- Sinnen Sie darüber nach, was Ihnen in dieser Phase Ihres Lebens am wichtigsten ist:
  - » Menschen oder Tiere, die Ihnen am Herzen liegen
  - » Wünsche, die noch nicht erfüllt sind
  - » Vermächtnisse, die Sie hinterlassen möchten
  - » Spirituelle Verbindungen, die Sie entwickeln oder festigen möchten
- Überlegen Sie, ob Sie genügend Zeit in Verbindung mit dem verbringen, was Ihnen am wichtigsten ist.
- Reflektieren Sie, was Sie tun können, um authentisch Sie selbst zu sein und sinnerfüllt zu leben.
- Wählen Sie unter den Dingen, die Ihnen am Herzen liegen, die drei wichtigsten aus.
- Suchen Sie innerhalb dieser drei Prioritäten Bereiche, welche Sie gerne noch ausbauen und weiterentwickeln würden.

Abschließende Betrachtungen

Dieses Buch hat Sie auf einer Reise der Selbsterforschung begleitet. Es hat nichts verändert, außer dass es Ihnen geholfen hat, zu Ihrer eigenen inneren Weisheit zu erwachen, Ihr Herz zu öffnen und sich mit anderen und mit Ihrer Umwelt wieder zu verbinden. Die in diesem Buch vorgestellten Praktiken sind keine Schauspielproben und keine musikalischen Lektionen, die es zu bestimmten Zeiten an bestimmten Tagen aufzuführen gälte. Es sind vielmehr lebensnahe Praktiken, die zu einem Bestandteil Ihrer täglichen Lebensweise werden können.

Mit einer ernsten Erkrankung zu leben und der eigenen Sterblichkeit ins Gesicht zu sehen, das muss nicht mit Grauen und Verzweiflung befrachtet sein. Das grundsätzlich Gute in Ihrem eigenen Wesen ändert sich nie, was auch immer innerlich oder äußerlich geschehen mag. Es mag gelegentlich hinter innerer Unruhe, hinter Ablenkungen oder Beschwerden verborgen sein, so wie dunkle Wolken manchmal eine Zeit lang das ewige Licht und die Wärme der Sonne verbergen, doch es ist immer da. Achtsamkeit, Mitgefühl und Verbundenheit, Qualitäten, die Sie durch die Praktiken in diesem Buch kultivieren können, fördern das Gefühl, *mit etwas da zu sein* und sich *für etwas zu öffnen,* anstatt es abzulehnen oder davor wegzulaufen. Diese Qualitäten helfen Ihnen, Ihr wahres Wesen hervorstrahlen zu lassen und zum Leuchtturm zu werden für das, was am wichtigsten ist, sich heil und ganz zu fühlen und voll zu leben, Sie durch gelegentliche Stürme hindurch zu tragen und am Ende auch friedlicher zu sterben. Von daher ist es äußerst wichtig, dass Sie sich die Zeit und die Aufmerksamkeit nehmen, sich Ihren eigenen Bedürfnissen zuzuwenden. Meine Hoffnung ist es, dass Sie diese Kapitel und Geschichten, die ich mit Ihnen geteilt habe, in Ihrem Herzen und Ihren Gedanken mit sich tragen werden. Über das bloße Ertragen und Überleben hinaus ist es sehr wohl möglich, im Heute erfüllt zu leben und zu gedeihen. Sind Sie bereit?

Was willst du, hier beginnend, in Erinnerung behalten?
Wie Sonnenlicht auf einem glänzenden Fußboden
vorankriecht?
Was für ein Duft nach altem Holz in der Luft hängt, was
für gedämpfte Geräusche von draußen hereindringen?

Wirst du der Welt je ein besseres Geschenk darbringen
als die atmende Achtsamkeit, die du überall mitnimmst,
wohin du im Hier und Jetzt gehst? Wartest du noch dar-
auf, dass die Zeit dir bessere Gedanken bringen wird?

Wenn du dich umwendest, von hier beginnend,
erhebe diesen neuen Blick, den du gefunden hast;
trage in den Abend hinein das, was du von diesem Tage
möchtest. Diese Pause, die du damit verbracht hast,
dieses Gedicht zu lesen oder zu hören, behalte sie dein
Leben lang bei dir –

Was könnte dir jemand Größeres schenken als das
Jetzt, hier beginnend, in diesem Zimmer, wenn du dich
umwendest?

William Stafford,
„You Reading This, Be Ready"
(„Wenn du dies liest, sei bereit"),
aus The Way It Is: New and Selected Poems

Quellen

Auf Deutsch erschienene Quellen

Frankl, Viktor E.: *… trotzdem Ja zum Leben sagen: Ein Psychologe erlebt das Konzentrationslager,* München: Kösel, 2009.

Halifax, Joan: *Im Sterben dem Leben begegnen: Mut und Mitgefühl im Angesicht des Todes*, Bielefeld: Theseus, 2011.

Kabat-Zinn, Jon: *Gesund durch Meditation: Das große Buch der Selbstheilung*, München: Knaur, 2011.

Kramer, Gregory: *Einsichts-Dialog: Weisheit und Mitgefühl durch Meditation im Dialog*, Freiburg: Arbor, 2009.

Ricard, Matthieu: *Meditation*, München: Knaur, 2011.

Salzberg, Sharon: *Metta-Meditation: Buddhas revolutionärer Weg zum Glück*, Freiamt im Schwarzwald: Arbor, 2003.

Steindl-Rast, David: *Fülle und Nichts: Von innen her zum Leben erwachen*, Freiburg: Herder, 2005.

Englischsprachige Quellen

Austin, James H.: *Selfless Insight: Zen and the Meditative Transformations of Consciousness*, Cambridge, 2009

Back, A. L., Bauer-Wu, S. M., Rushton, C. H. & Halifax, J (2009). Compassionate Silence in the Patient-Clinician Encounter: A Contemplative Approach. *Journal of Palliative Medicine, 12*(12), 1113—1117.

Bauer-Wu, S., Sullivan, A. M., Rosenbaum, E., Ott, M. J., Powell, M., McLoughlin M. & Healy, M. W. (2008). Facing the Challenges of Hematopoietic Stem Cell Transplantation with Mindfulness Meditation: A Pilot Study. *Integrative Cancer Therapies, 7* (2), 62—69.

Beech/Rangoon, H. (2010). Aung San Kuu Kyi: Burma's First Lady of Freedom. *Time*, December 29, *www.time.com/time/world/article/0,8599,2039939–1,00.html.*

Bohlmeijer, E., Prenger, R., Taal, E. & Cuijpers, P. (2010). The Effects of Mindfulness-Based Stress Reduction Therapy on Mental Health of Adults with a Chronic Medical Disease: A Meta-Analysis. *Journal of Psychosomatic Research, 68*(6), 539—544.

Bohlmeijer, E., Smit, F. & Cuijpers, P. (2003). Effects of Reminiscence and Life Review on Late-Life Depression: A Meta-Analysis. *International Journal of Geriatric Psychiatry, 18*(12), 1088—1094.

Boyce, B. (2011). The Power of Mindfulness: Jon Kabat-Zinn, Daniel Siegel, and Susan Bauer-Wu on Why Mindfulness Heals and How to Do It. *Shambhala Sun*, January, 42—50.

Brefczynski-Lewis, J. A., Lutz, A., Schaefer, H. S., Levinson, D.B., Davidson, R. J. (2007). Neural Correlates of Attentional Expertise in Long-Term Meditation Practitioners. *Proceedings of the National Academy of Sciences, 104*(27), 11483—11488.

Carlson, L. E., Speca, M., Faris, P. & Patel, K. D. (2007). One Year Pre-Post Intervention Follow-Up of Psychological, Immune, Endocrine, and Blood Pressure Outcomes of Mindfulness-Based Stress Reduction (MBSR) in Breast and Prostate Cancer Outpatients. *Brain, Behavior, and Immunity, 21*(8), 1038—1049.

Carmody, J. & Baer, R. (2008). Relationships between Mindfulness Practice and Levels of Mindfulness, Medical and Psychological Symptoms, and Well-Being in a Mindfulness-Based Stress Reduction Program. *Journal of Behavioral Medicine, 31*(1), 23—33.

Carson, J. W., Keefe, F. J., Lynch, T. R., Carson, K. M., Goli, V., Fras, A. M. & Thorp, S. R. (2005). Loving-Kindness Meditation for Chronic Low Back Pain: Results from a Pilot Trial. *Journal of Holistic Nursing, 23*(3), 287—304.

Chiesa, A. & Serretti, A. (2010). A Systematic Review of Neurobiological and Clinical Features of Mindfulness Meditations. *Psychological Medicine, 40*(8), 1239—1252.

Collinge, William: *Partners in Healing: Simple Ways to Offer Support, Comfort, and Care to a Loved One Facing Illness*, Boston, 2008

-: *Touch, Caring, and Cancer: Simple Instruction for Family and Friends*, DVD und Handbuch. Kittery Point, ME, 2009.

Collinge, W., Kahn, J., Walton, T., Bauer-Wu, S., Kozak, L., Malinski, M., Fletcher, K., Yarnold, P. & Soltysik, R. (2011). Cancer Patient Symptom Reduction: A Randomized Controlled Trial of Family Caregiver Multimedia Instruction in Touch and Massage. Unveröffentlichte Arbeitskopie.

Collinge, W., Kahn, J., Yarnold, P. Bauer-Wu, S. & McCorkle, R. (2007). Couples and Cancer: Feasibility of Brief Instruction in Massage and Touch Therapy to Build Caregiver Efficacy. *Journal of the Society of Integrative Oncology, 5*(4), 147—154.

Creswell, J. D., Myers, H. F., Cole, S. W. & Irwin, M. R. (2009). Mindfulness Meditation Training Effects on

CD4+ t Lymphocytes in HIV-1 Infected Adults: A Small Randomized Controlled Trial. *Brain, Behavior, and Immunity, 23*(2), 184—188.

Creswell, J. D., Way, B. M., Eisenberger, N. I. & Lieberman, M. D. (2007). Neural Correlates of Dispositional Mindfulness during Affect Labeling. *Psychosomatic Medicine, 69*(6), 560—565.

Dalen, J., Smith, B. W., Shelley, B. M., Sloan, A. L., Leahigh, L. & Begay, D. (2010). Pilot Study: Mindful Eating and Living (MEAL): Weight, Eating Behavior, and Psychological Outcomes Associated with a Mindfulness-Based Intervention for People with Obesity. *Complementary Therapies in Medicine, 18*(6), 260—264.

Davidson, R. J., Kabat-Zinn, J., Schumacher, J., Rosenkranz, M., Muller, D., Santorelli, S. F., Urbanowski, F., Harrington, A., Bonus, K. & Sheridan, J. F.(2003). Alterations in Brain and Immune Function Produced by Mindfulness Meditation. *Psychosomatic Medicine, 65*(4), 564—570.

Downey, L., Engelberg, R. A., Standish, L. J., Kozak, L. & Lafferty, W. E. (2009). Three Lessons from a Randomized Trial of Massage and Meditation at End of Life: Patient Benefit, Outcome Measure Selection, and Design of Trials with Terminally Ill Patients. *American Journal of Hospice and Palliative Care, 26*(4), 246—253.

Emmons, R. A. & McCullough, M. E. (2003). Counting Blessings versus Burdens: An Experimental

Investigation of Gratitude and Subjective Well-Being in Daily Life. *Journal of Personality and Social Psychology, 94*(2), 377—389.

Farb, N. A. S., Segal, Z. V., Mayberg, H., Bean, J., McKeon, D., Fatima, Z. & Anderson, A. K. (2007). Attending to the Present: Mindfulness Meditation Reveals Distinct Neural Modes of Self-Reference. *Social Cognitive and Affective Neuroscience, 2*(4), 313—322.

Fredrickson, B. L. (2001). The Role of Positive Emotions in Positive Psychology: The Broaden-and-Build Theory of Positive Emotions. *American Psychologist, 56*(3), 218—226.

Fredrickson, B. L., Cohn, M. A., Coffey, K. A., Pek, J. & Finkel, S. M. (2008). Open Hearts Build Lives: Positive Emotions, Induced through Loving-Kindness Meditation, Build Consequential Personal Resources. *Journal of Personality and Social Psychology, 95*(5), 1045—1062.

Goldin, P., Ramel, W. & Gross, J. (2009). Mindfulness Meditation Training and Self-Referential Processing in Social Anxiety Disorder: Behavioral and Neural Effects. *Journal of Cognitive Psychotherapy, 23*, 242—257.

Grossman, P., Kappos, L., Gensicke, H., D'Souza, M., Mohr, D. C., Penner, I. K. & Steiner, C. (2010). MS Quality of Life, Depression, and Fatigue Improve after Mindfulness Training: A Randomized Trial. *Neurology, 75*(13), 1141—1149.

Grossman, P., Niemann, L., Schmidt, S. & Walach, H. (2004). Mindfulness-Based Stress Reduction and Health Benefits: A Meta-Analysis. *Journal of Psychosomatic Research, 57*(1), 35—43.

Hanser, S. B., Bauer-Wu, S., Kubicek, L., Healey, M., Manola, J., Hernandez, M. & Bunnell, C. (2006). Effects of a Music Therapy Intervention on Quality of Life and Distress in Women with Metastatic Breast Cancer. *Journal of the Society for Integrative Oncology, 4*(3), 116—124.

Hutcherson, C. A., Seppala, E. M. & Gross, J. J. 82008). Loving-Kindness Meditation Increases Social Connectedness. *Emotion, 8*(5), 720—724.

Jain, S., Shapiro, Sh. L., Swanick, S., Roesch, S. C., Mills, P. J., Bell, I. & Schwartz, G. E. (2007). A Randomized Controlled Trial of Mindfulness Meditation versus Relaxation Training: Effects on Distress, Positive States of Mind, Rūmīnation, an Distraction. *Annals of Behavioral Medicine, 33*(1), 11—21.

Jam, S., Imani, A. H., Foroughi, M., SeyedAlinaghi, S. Koochak, H. E. & Mohraz, M. (2010). The Effects of Mindfulness-Based Stress Reduction (MBSR) Program in Iranian HIV/AIDS Patients: A Pilot Study. *Acta Medica Iranica, 48*(2), 101—106.

Jha, A. P., Krompinger, J. & Baime, M. J. (2007). Mindfulness Training Modifies Subsystems of Attention. *Cognitive, Affective, and Behavioral Neuroscience, 7* (2), 109—119.

Kim, B., Lee, S.-H., Kim, Y. W., Choi, T. K., Yook, K., Suh, S.Y., Cho, S.J. & Yook, K.-H. (2010). Effectiveness of a Mindfulness-Based Cognitive Therapy Program as an Adjunct to Pharmacotherapy in Patients with Panic Disorder. *Journal of Anxiety Disorder, 24*(6), 590—595.

Kreitzer, M. J., Gross, C. R., Ye, X., Russas, V. & Treesak, Ch. (2005). Longitudinal Impact of Mindfulness Meditation on Illness Burden in Solid-Organ Transplant Recipients. *Progress in Transplantation, 15*(2), 166—172.

Lazar, S. W., Kerr, C. E., Wasserman, R. H., Gray, J. R., Greve, D. N., Treadway, M. T. et al. (2005). Meditation Experience Is Associated with Increased Cortical Thickness. *NeuroReport, 16*(17), 1893—1897.

Leary, M. R., Tate, E. B., Adams, C. E., Allen, A. B. & Hancock, J. (2007). Self-Compassion and Reactions to Unpleasant Self-Relevant Events: The Implications of Treating Oneself Kindly. *Journal of Personality and Social Psychology, 92*(5), 887—904.

Ledesma, D. & Kumano, H. (2009). Mindfulness-Based Stress Reduction and Cancer: A Meta-Analysis. *Psycho-Oncology, 18*(6), 571—579.

Lutz, A., Brefczynski-Lewis, J., Johnstone, T. & Davidson, R. J. (2008). Regulation of the Neural Circuitry of Emotion by Compassion Meditation: Effects of Meditatve Expertise. *PloS ONE, 3*, e1897. doi:10.1371/journal.pone.0001897.

Lutz, A., Greischar, L. L., Rawlings, N. B., Ricard, M. & Davidson, R. J. (2004). Long-Term Meditators Self-Induce High-Amplitude Gamma Synchrony during Mental Practice. *Proceedings of the National Academy of Sciences, 101*(46), 16369—16373.

Lutz, A., Slagter, H. A., Dunne, J. D. & Davidson, R. J. (2008). Attention Regulation and Monitoring in Meditation. *Trends in Cognitive Sciences, 12*(4), 163—169.

McCullough, M. E., Emmons, R. A. & Tsang, J.-A. (2002). The Grateful Disposition: A Conceptual and Empirical Topography. *Journal of Personality and Social Psychology, 82*(1), 112—127.

Messias, E., Saini, A., Sinato, Ph. & Welch, S. (2010). Bearing Grudges and Physical Health: Relationship to Smoking, Cardiovascular Health, and Ulcers. *Social Psychiatry and Psychiatric Epidemiology, 45*(2), 183—187.

Moore, A. & Malinowski, P. (2009). Meditation, Mindfulness, and Cognitive Flexibility. *Consciousness and Cognition, 18*(1), 176—186.

Pace, Th. W. W., Negi, L. T., Adame, D. D., Cole, S. P., Sivilli, T. I., Brown, T. D., Issa, M. J. & Raison, Ch. L. (2009). Effect of Compassion Meditation on Neuroendocrine, Innate Immune, and Behavioral Responses to Psychosocial Stress. *Psychoneuroendocrinology, 34*(1), 87—98.

Prochaska, J. O. & Velicer, W. F. (1997). The Transtheoretical Model of Health Behavior Change. *American Journal Health Promotion, 12*(1), 38—48.

Schwartz, C., Meisenhelder, J. B., Ma, Y. & Reed, G. (2003). Altruistic Social Interest Behaviors Are Associated with Better Mental Health. *Psychosomatic Medicine, 65*(5), 778—785.

Singer, T., Seymour, B. O'Doherty, J., Kaube, H., Dolan, R. J. & Frith, Ch. D. (2004). Empathy for Pain Involves the Affective but Not Sensory Components of Pain. *Science, 303*(5661), 1157—1162.

Slagter, H. A., Lutz, A., Greischar, L. L., Francis, A. D., Nieuwenhuis, S., Davis, J. M., & Davidson, R. J. (2007). Mental Training Affects Distribution of Limited Brain Resources. *PloS Biology, 5*(6), e138. doi:10.1371/journal.pbio.0050138.

Sullivan, M. J., Wood, L., Terry, J., Brantley, J., Charles, A., McGee, V. et al. (2009). The Support, Education, and Research in Chronic Heart Failure Study (SEARCH): A Mindfulness-Based Psychoeducational Intervention Improves Depression and Clinical Symptoms in Patients with Chronic Heart Failure. *American Heart Journal, 157*(1), 84—90.

Teasdale, J. D., Moore, R. G., Hayhurst, H., Pope, M., Williams, S. & Segal, Z. V. (2002). Metacognitive Awareness and Prevention of Relapse in Depression: Empirical Evidence. *Journal of Consulting and Clinical Psychology, 70*(2), 275—287.

Temel, J. S., Greer, J. A., Muzikansky, A., Gallagher, E. R., Admane, S., Jackson, V. A. et al. (2010). Early Palliatve Care for Patients with Metastatic Non-Small-Cell Lung Cancer. *New England Journal of Medicine, 363*(8), 733—742.

vanOyen Witvliet, Ch., Ludwig, Th. E. & Vander Laan, K. L. (2001). Granting Forgiveness or Harboring Grudges: Implications for Emotion, Physiology, and Health. *Psychological Science, 12*(2), 117—123.

Williams, A.-L., Selwyn, P. A., Liberti, L., Molde, S., Yanchou Njike, V., McCorkle, R., Zelterman, D. & Katz, D. L. (2005). A Randomized Controlled Trial of Meditation and Massage Effects on Quality of Life in People with Late-Stage Disease: A Pilot Study. *Journal of Palliative Medicine, 8*(5), 939—952.

Witek-Janusek, L., Albuquerque, K., Rambo Chroniak, K., Chroniak, Ch., Durazo-Arvizu, R. & Mathews, H. L. (2008). Effect of Mindfulness Based Stress Reduction on Immune Function, Quality of Life, and Coping in Women Newly Diagnosed with Early Stage Breast Cancer. *Brain, Behavior, and Immunity, 22*(6), 969—981.

Witkiewitz, K. & Bowen, S. (2010). Depression, Craving, and Substance Use Following a Randomized Trial of Mindfulness-Based Relapse Prevention. *Journal of Consulting and Clinical Psychology, 78*(3), 362—374.

Worthington Jr., E. L., vanOyen Witvliet, Ch., Lerner, A. J. & Scherer, M. (2005). Forgiveness in Health Research and Medical Practice. *Explore, 1*(3), 169—176.

Über die Autorinnen

Susan Bauer-Wu ist Dr. phil. und examinierte Krankenschwester. Sie verbindet ihre wissenschaftlichen Forschungen auf dem Gebiet der Körper-Seele-Geist-Medizin, ihre Erfahrung als Krankenschwester in der Onkologie, der Psychiatrie und der Hospizarbeit sowie ihre persönliche Meditationspraxis miteinander, um für das Wohlbefinden von Menschen mit schwerwiegenden Erkrankungen und ihrer Angehörigen zu arbeiten. Sie ist gegenwärtig als Assistenzprofessorin für Krankenpflege an der Emory University in Atlanta, Georgia, tätig und war davor Dozentin für Medizin an der Harvard Medical School in Boston, Massachusetts. Sie lebt in Atlanta, Georgia, und Brookline, Massachusetts.

Bauer-Wu hat ein produktives Forschungsprogramm durchgeführt, das die Auswirkungen von chronischem Stress und die Vorteile von Achtsamkeits- und Mitgefühlspraktiken im Angesicht von schwächender, potentiell lebensbedrohlicher Krankheit zum Schwerpunkt hat. Sie hat in großen nationalen und internationalen Organisationen wichtige Mitarbeit und Führung geleistet und mehrere bedeutende Auszeichnungen erhalten. Zusätzlich gibt sie Schulungen zur achtsamkeitsbasierten Stressreduzierung und zu kontemplativer Pflege am Lebensende und hält Retreats und Workshops zur Stärkung von medizinischen Fachkräften sowie von Patienten und Familienangehörigen, die von chronischer Krankheit betroffen sind.

Die Autorin des Vorworts, Dr. phil. Joan Halifax, ist Medizinanthropologin, zenbuddhistische Lehrerin und Autorin des Buches *Im Sterben dem Leben begegnen: Mut und Mitgefühl im Angesicht des Todes* und weiterer Bücher. Sie ist die Gründerin, Äbtissin und Schulleiterin des Upaya Zen Center, einer buddhistischen Klostergemeinschaft in Santa Fe, New Mexico, und Leiterin des Upaya Institute. Sie hat an vielen akademischen Einrichtungen in den USA und im Ausland als Gastdozentin gearbeitet und über das Thema Tod und Sterben referiert.

Danksagungen

Dieses Buch ist das Resultat von jahrzehntelangem Lernen und Wachsen durch persönliche, berufliche und akademische Erfahrungen und bemerkenswerte Menschen, die mein Leben unterwegs bereichert haben. Es ist zwar nicht möglich, jeden zu würdigen, dessen Fingerabdruck diese Seiten tragen, doch es gibt einige besondere Menschen, denen ich speziell zu Dank verpflichtet bin und die ich im Folgenden erwähnen möchte:

Meine Eltern, Florence und Bill Bauer, deren Vorbilder an Liebe und Großzügigkeit und für das Leben mit einer lebensbedrohlichen Krankheit die ersten Samen für dieses Buch gelegt haben.

Die zahllosen Patienten und Familien, an deren Seite ich gehen durfte, während sie den Herausforderungen ihres gesundheitlichen Zustands ins Auge geblickt haben. Ich habe durch unsere gemeinsamen Erfahrungen an Kraft gewonnen, und das inspiriert mich dazu, diese sinnvolle Arbeit weiterzuführen.

Diejenigen, die die Entwürfe zu diesem Buch gelesen haben, seien es einzelne Abschnitte oder das ganze Buch, und mir wertvolle Rückmeldungen und Hilfestellungen gegeben haben: Melissa Blacker für ihr klares, kritisches Feedback hinsichtlich einer Sprache, die am effektivsten Achtsamkeit vermittelt; Angela Epshtein für ihre scharfsinnigen und außerordentlich hilfreichen Verbesserungsvorschläge; John Wu, mein Mann, weil er jedes einzelne Wort gelesen und mir seine einfühlsamen Erkenntnisse und praktischen Vorschläge mitgeteilt hat; und Rachael Whitworth für ihre stetige und liebevolle Präsenz und ihr Auge fürs Detail.

Die wunderbare Belegschaft von New Harbinger, allen voran Angela Autry Gordon, Catharine Meyers, Jess Beebe, Kayla Sussell und Melissa Valentine. Ihre Beratung, ihre Hilfestellung und ihr Verständnis waren außerordentlich hilfreich und haben meine erste (nichtakademische) Bucherfahrung zu einer äußerst angenehmen gemacht.

Joan Halifax Roshi, eine geliebte Freundin und Lehrerin. Ihr weiser Rat, ihre gerade Art und ihr Sinn für Humor motivieren mich, mein Potential zu verwirklichen und mit Freude den Weg des Dienens weiterzugehen.

Die Belegschaft des Upaya Institute und des Zen Center „Being with Dying" („Beim Sterben Sein"): Roshi Joan, Tony Back, Cynda Rushton, Gary Pasternak, Mary Taylor und Donna Kwilosz. Unsere gemeinsame Arbeit nährt und verstärkt den Wert kontemplativer Praktiken und die Kraft mitfühlender Stille.

Dan Siegel, weil er mir genau zur richtigen Zeit auf genau die richtige Weise einen Schubs gegeben hat, endlich mit diesem Buch anzufangen. Seine Worte der Begeisterung haben in mir die Tür geöffnet, um es Wirklichkeit werden zu lassen.

Meine Kollegen und Studierenden an der Emory University in Atlanta, Georgia, wo mir der Gemeinschaftsgeist und die stimulierende Lern- und Lehratmosphäre immer wieder frische Energie schenken. Ich danke aufrichtig denen, mit denen ich an der Nell Hodgson Woodruff School of Nursing, am Emory Collaborative for Contemplative Studies, an der Emory-Tibet Science Initiative und am Winship Cancer Institute zusammenarbeite. Ein besonderer Dank geht an Larry Barsalou, John Dunne und Stephanie Grossman für ihre geschätzte Freundschaft.

Jon Kabat-Zinn, Saki Santorelli, Melissa Blacker und Florence Meleo-Meyer für ihre Vision und ihre unermüdlichen Anstrengungen, das University of Massachusetts Center for Mindfulness in Medicine, Health Care, and Society aufzubauen und weiterzuentwickeln, sowie für ihre Unterstützung und ihr Mentorat an meiner Person.

Geschätzte Freunde und Kollegen, die mich ebenfalls weitergetragen haben, ungeachtet der räumlichen Entfernung oder der Umstände: Katherine Brown-Saltzman und Janice Post-White für unsere zweijährigen Mädchen-Wellness-Urlaube (früher bekannt als „Schreib-Retreats") und Tanzen mit den Delfinen in Hawaii; Mary Cooley, dass sie eine solch liebe und tadellose Mitarbeiterin ist; Adam Engle, dass er mit mir auf dem Weg geblieben ist (sogar auf 5.400 Metern Höhe); Lynn Kutler für ihre Warmherzigkeit und ihr Engagement zur Weiterverbreitung von Achtsamkeit; Rolf Ludwig für unsere herzerwärmenden Unterhaltungen über deutsches Bier, und dass er mich zärtlich „Bauerle" genannt hat; Arti Prasad für ihre Aufmerksamkeit und hingebungsvolle Förderung der integrativen Medizin; Elana Rosenbaum für ihr Joie de Vivre in allem, was wir im Laufe der letzten 12 Jahre gemeinsam unternommen haben („Retreats to

Renew“, die Hope Lodge Group, Forschungen mit Patienten mit Knochenmarkstransplantation usw.); Celia Schiffer, Ellen Lavoie Smith, Suzanne Hanser und Amy Sullivan, jede für ihre beständige Freundschaft; Tenzin Sonam, mein tibetischer Bruder, für seine Aufrichtigkeit, und dass er mit mir auf dem Gebirgskamm Rad geschlagen hat; Sharon Tucker für ihren vertrauenswürdigen Rat während unserer vielen langen Telefongespräche; und Jan Zeller, dass er ein herausragender Mentor und nun auch ein lieber Freund ist.

Meine wunderbare Familie, die mich während all der unterschiedlichen Kapitel in meiner Lebensgeschichte geliebt und unterstützt hat: meine Geschwister Margie, Billy, Robin und John; meine Schwägerin Lori; meine Schwager Chris und Bob; meine Cousinen, insbesondere Cathy und Linda; und meine tollen Neffen Chris, Sean, Matt, Jason, Jordan, Dan, Tom und Nick; die reizende und elegante Tante Elinore; der starke und verlässliche Onkel Butch; mein liebenswerter Onkel Howard für seine fröhlichen Anrufe voller Weisheiten aus Brooklyn; und meine entzückenden Stieftöchter Marissa und Adrienne, an denen ich mich sehr freue und die mir häufig ein Lächeln ins Gesicht zaubern und mich stolz machen.

Und schließlich mein Partner und bester Freund John, dessen unerschütterliche Liebe, Herzensgüte, Klugheit und Großzügigkeit strahlend leuchten und mir helfen, klar und deutlich zu erkennen, was am wichtigsten ist.

Weiterführende Materialien (auf Englisch)

Die in diesem Buch vorgestellten Meditationen stehen auch als MP3-Dateien zum Download bereit.

Zudem veranstaltet die Autorin Susan Bauer-Wu Workshops und Retreats für Menschen mit schweren Krankheiten und ihre Familien sowie Schulungen und Retreats für medizinische Fachkräfte.

Weitere Informationen hierzu finden Sie auf der Website Thriving Today: *www.thrivingtoday.com.*

Weitere Literatur aus dem Arbor Verlag

Rachel Naomi Remen

Dem Leben vertrauen

Geschichten, die gut tun

Rachel Naomi Remen erzählt Geschichten aus ihrem Leben und ihrer Arbeit als Ärztin, die so berührend sind, dass wir innehalten, nachdenken und staunen. Sie liefern Beispiele, wie wir Schwierigkeiten und Schicksalsschläge in Wachstum umsetzen können, wie unsere dunklen Stunden zum „Segen in Verkleidung" werden. Sie spenden Hoffnung, auch wenn sie uns mit angstbeladenen Themen konfrontieren. Sie erinnern uns daran, wer wir sind, warum wir hier sind und was uns trägt.

ISBN 978-3-86781-115-6

Rachel Naomi Remen

Aus Liebe zum Leben

Geschichten, die der Seele gut tun

Was auch immer Rachel Naomi Remen am „Küchentisch des Lebens“ ausbreitet, es gebietet uns, innezuhalten, nachzudenken und zu staunen. Es sind die alltäglichen, oftmals sogar unbemerkten Segnungen, um die sich Remens Erzählungen ranken – jene Wohltaten, die in einer Geste, einem Wort oder einer unvermuteten Tat ins Leben treten können. Remen erinnert uns daran, dass hinter allen Geschichten eine Geschichte steht. Diese eine große Geschichte handelt von unserer wahren Identität, davon, wer wir sind, warum wir hier sind und was uns trägt. So ist jede Geschichte ein überzeugendes Plädoyer für das Leben.
Durch ihre vitale, heilende Kraft offenbaren uns die Geschichten von „Aus Liebe zum Leben“ Rachel Naomi Remen nicht nur als eine der großen Geschichtenerzählerinnen unserer Zeit, sondern vor allem als eine Heilerin des Herzens.

ISBN 978-3-924195-82-3

Saki Santorelli

Zerbrochen und doch ganz

Die heilende Kraft der Achtsamkeit

Mit diesem Buch stellt Saki Santorelli, der jetzige Direktor der Stress Reduction Clinic, die Essenz der von ihnen entwickelten 8-wöchigen Kurse zur Praxis der Achtsamkeit im Gesundheitswesen vor. Saki Santorelli zeigt auf, wie es auch bei schweren Krankheiten möglich ist, mit dem Teil in sich in Berührung zu kommen, der unverletzbar, heil und ganz ist und wie es Menschen so gelingen kann, ihrem Leben eine vollkommen neue Dimension zu geben.
Anhand zahlreicher Beispiele, Übungen und geleiteter Meditationen bietet er Einsichten und effektive Methoden an, um Achtsamkeit im täglichen Leben zu fördern. Saki Santorelli erinnert uns an eine Art von innerer Heilung, die in der westlichen Medizin beinahe vergessen ist.
Mit einem Vorwort von Jon Kabat-Zinn.

ISBN 978-3-936855-96-8

Pema Chödrön

Geh an die Orte, die du fürchtest

In jedem Moment unseres Lebens haben wir die Wahl: Unsere Lebensumstände können uns verhärten, uns ängstlich und abweisend machen, oder sie lehren uns, sanfter, mitfühlender und freundlicher zu werden. Doch unsere gewohnten Strategien mit Ängsten, Leiden und Schwierigkeiten umzugehen, sind wenig geeignet, diese zu überwinden - stattdessen zementieren sie diese letztlich nur. Aus dem riesigen Fundus buddhistischer Geistesübungen schöpfend, macht die erfahrene Meditationsmeisterin hier deutlich, wie wir unsere Ängste nutzen können, um in einer schwierigen Welt und in schweren Zeiten zu Furchtlosigkeit finden und authentisch leben zu können.
„Nicht flüchten, sondern anschauen" ist das Motto dieses praktischen Krisenmanagements für Körper, Geist und Seele. Pema Chödröns Ratschläge sind oft von provokativer Direktheit und fordern den Leser auf, sich voller Neugier auf das weite Feld seiner Schwierigkeiten vorzuwagen. Pema Chödrön ermutigt ihn dabei durch die offenherzige Schilderung eigener schmerzhafter Erfahrungen und die zuversichtliche Botschaft, dass Gelassenheit und Mitgefühl erlernbar sind.

ISBN 978-3-936855-67-8

Online

Umfangreiche Informationen zu unseren Themen, ausführliche Leseproben aller unserer Bücher, einen versandkostenfreien Bestellservice und unseren kostenlosen Newsletter. All das und mehr finden Sie auf unserer Website.

www.arbor-verlag.de

Mehr von Susan Bauer-Wu:

www.arbor-verlag.de/susan-bauer-wu